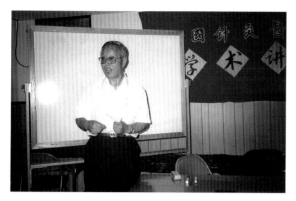

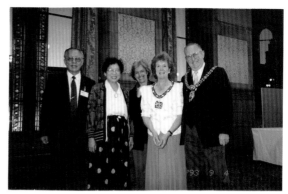

▲ 1991 年吴绍熙教授在江苏省针灸学会上授课　　　▲ 吴绍熙教授在中英会上与 Mcalaing 教授合影

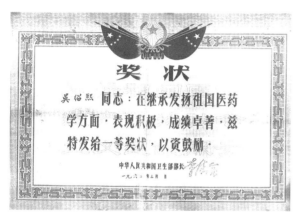

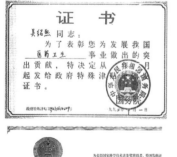

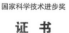

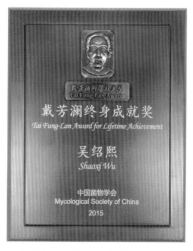

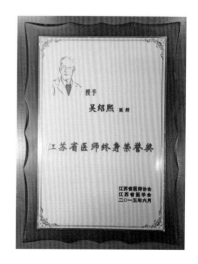

▲ 吴绍熙教授所获荣誉与奖状

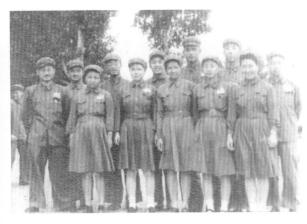

◀ 吴绍熙与盛志勇院士及志愿医疗队二中队同志合影留念

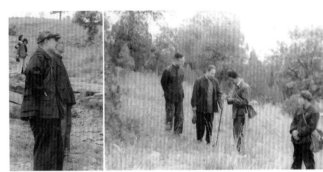

▶ 1959 年吴绍熙教授与赵炳南老中医一起上山采药现场

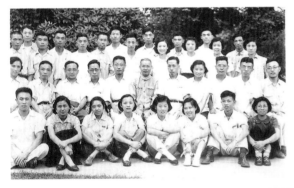

◀ 1956 年吴绍熙教授在华山医院

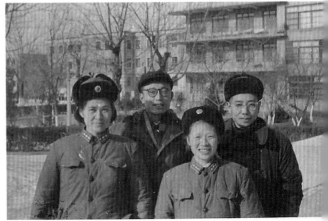

▶ 1962 年 1 月吴绍熙作为 4 个外来学员在原中医研究院学习中医

当代中医皮肤科临床家丛书（第三辑）

吴绍熙

主审　吴绍熙

主编　张怀亮

中国医药科技出版社

内 容 提 要

本书从医家小传、学术思想与认识、皮肤病的辨证论治心得、特色疗法、用药心得、医话与文选、临床研究及年谱 8 个方面全面整理了吴绍熙教授运用中医和中西医结合方法治疗皮肤病的精髓；还介绍了其对赵炳南老中医临床经验的传承。全书内容丰富，具有很高的学术水平和实用价值，对中医理论研究者与临床工作者均有较大的参考价值。

图书在版编目（CIP）数据

当代中医皮肤科临床家丛书．第 3 辑．吴绍熙／张怀亮主编．—北京：中国医药科技出版社，2017.1

ISBN 978 – 7 – 5067 – 8813 – 7

Ⅰ.①当… Ⅱ.①张… Ⅲ.①皮肤病 – 中医治疗法 Ⅳ.①R275

中国版本图书馆 CIP 数据核字（2016）第 259227 号

美术编辑 陈君杞
版式设计 麦和文化

出版 中国医药科技出版社
地址 北京市海淀区文慧园北路甲 22 号
邮编 100082
电话 发行：010 – 62227427 邮购：010 – 62236938
网址 www. cmstp. com
规格 710×1000mm $^1/_{16}$
印张 10 $^3/_4$
字数 166 千字
版次 2017 年 1 月第 1 版
印次 2017 年 1 月第 1 次印刷
印刷 三河市国英印务有限公司
经销 全国各地新华书店
书号 ISBN 978 – 7 – 5067 – 8813 – 7
定价 **28.00 元**

版权所有 盗版必究

举报电话：010 – 62228771

本社图书如存在印装质量问题请与本社联系调换

当代中医皮肤科临床家丛书

编委会

学术顾问（按姓氏笔画排序）

马绍尧	王玉玺	王莒生	邓丙戌
艾儒棣	冯宪章	庄国康	孙世道
杜锡贤	李秀敏	肖定远	吴绍熙
秦万章	徐宜厚	韩世荣	喻文球
鲁贤昌	管汾	禤国维	

总 主 审 段逸群　杨德昌

总 主 编 杨志波

副总主编（按姓氏笔画排序）

刁庆春	王玮臻	卢桂玲	刘 巧
刘红霞	李 斌	李元文	陈达灿
陈晴燕	范瑞强	周小勇	周冬梅

编　　委（按姓氏笔画排序）

王 畅	王万春	艾 华	卢桂玲
史传奎	向丽萍	刘瓦利	刘学伟
刘俊峰	刘朝霞	闫小宁	孙丽蕴
杨志波	杨素清	李 凯	李 欣
李 斌	李 楠	李红毅	李咏梅
李福伦	闵仲生	宋群先	张 明
张丰川	张成会	张怀亮	陈 明
陈明岭	陈信生	苗钱森	范 玉
欧阳卫权	欧阳晓勇	周小勇	周冬梅
赵晓广	段行武	姜春燕	莫秀梅
唐雪勇	黄 宁	曹 毅	龚丽萍
曾宪玉	魏跃钢	瞿 幸	

编写秘书 曾碧君

本书编委会

主　编　张怀亮

副主编　许昌春　潘钰蔚

编　委　（按姓氏笔画排序）

　　　　吉　娟　许昌春　张怀亮

　　　　陈正琴　高　倩　潘钰蔚

主　审　吴绍熙

丛书前言

近年来，在国家中医药管理局、中华中医药学会的正确领导下，在老一辈中医皮肤科专家的关心和支持下，在所有中医皮肤科人的共同努力下，中医皮肤科事业取得了瞩目的成绩，涌现出了一大批中医皮肤科中青年骨干、专家。这些专家具有丰富的临床经验，独特的学术思想，较高科研水平，已成为中医皮肤科事业发展的中流砥柱。

应广大读者的要求，在中国医药科技出版社的大力支持下，中华中医药学会皮肤科分会近期组织相关人员编写了《当代中医皮肤科临床家丛书》第三辑，本辑专家以中青年为主，编写形式、内容与第一、二辑大致相同，但部分有所创新，旨在呈现当代中医皮肤科事业继承与发展的趋势，但由于诸多原因，仍有一大批中医皮肤科中青年专家未能出现在本辑，不失为本辑憾事。

在中华中医药学会的关心指导和中国医药科技出版社的大力支持下，本辑入选教授及团队通过辛勤努力，终于使《当代中医皮肤科临床家丛书（第三辑）》得以顺利出版，在此表示衷心的感谢！由于时间仓促，本辑可能存在不少问题，敬请同道指正。

杨志波

2016 年 11 月于长沙

廖 序

喜闻吴绍熙教授将出版《当代中医皮肤科临床家丛书·吴绍熙》，并有幸先睹部分书稿，惊喜之余，获益良多。吴绍熙教授是中西医结合皮肤病学专家，著名的真菌病学专家，是我尊敬的老师和真挚的战友，敬称良师益友。

我敬称吴教授为良师，是因为他在我进军医学真菌学领域之初曾给予我非常大的帮助。"文革"期间，真菌病学研究被迫停止，保藏在实验室里的病原真菌也全部被破坏致死。十几年科研得到的无数宝贵资料和成果被毁之殆尽，这无疑是真菌病学研究领域的一场空前灾难。1978年，我刚进入医学真菌研究的领域，当前的情况让我陷入了"巧妇难为无米之炊"的境地。无奈之下，我向中国医学科学院皮肤病研究所的吴绍熙教授发出了求救信，询问他是否能够支援一些菌种以便开展实验。没想到，吴教授的反馈很快就来了："没问题，你要就来拿，随便取。"此宽大的胸襟尽显大医风范。

敬称吴教授为益友，是因为我们在共同的医学领域中，真诚交流，共同进步。坦率真诚的互相提出意见和建议。我们曾一起下乡广泛深入地宣传头癣的预防和治疗，吴绍熙教授还编写了快板和歌曲，如"要把头癣消灭掉，清洁卫生不能少，移风易俗讲卫生，防治头癣可更好"。在调查的十多天时间里，我们渐渐熟识。彼时，吴绍熙教授在防治头癣领域已很有成就，但他丝毫没有架子，耐心地将防治头癣的知识教给我，并且与大家共同探讨防治头癣中出现的问题。如今我取得的成就与他有着密切的关系，我多次感慨："得此良师益友，夫复何求？"

我们在皮肤性病学、医学真菌学领域有过深入的合作并取得了骄人的成绩，我们曾合作首次发现格特隐球菌ITS C型（S8012），该菌种已被美国ATCC、比利时BCCM、荷兰CBS菌种保藏中心永久收留和保藏，并向全球供应。我们曾一起编著了5本皮肤病学、真菌病学专著，其中《真菌病学》等专著现已成为国内真菌学的重要参考书籍。我们曾一起获得国家科技进步二等奖和全军科技进步成果奖等多项奖励。

吴绍熙教授1951年毕业于上海医学院（现复旦大学上海医学院）临床系本科，1955年师从我国皮肤科专家杨国亮教授，1958年起在中国医学科学院皮肤病研究所工作至今。吴绍熙教授治学严谨，刻苦钻研，很快在医学真菌界、中西医结合领域取得了骄人的成绩。他创建了全国真菌保藏中心，先后任中国医学科学院皮肤病研究所皮肤病研究室副主任、真菌病研究室主任、中西医结合科主任、国家科委中国微生物菌种保藏管理委员会委员兼医学真菌中心主任等，被中国协和医科大学聘为教授、博士生导师，1992年始享受国务院特殊津贴，曾任国家自然科学基金会评审委员、卫生部新药评审委员等职务。

虽然获得荣誉无数，但他始终把自己定位为一个帮助患者解除病痛的普通皮肤科医生，始终把患者的利益放在第一位。他曾说过："一生有限，学术无限，关键是怎样在有限的时间里更好地为人民服务。"以此信念为出发点，吴绍熙教授坚持学习、探索皮肤病的诊断治疗手段。身为纯正的"西医"，他并不满足于将皮肤病的诊断和治疗局限于西医西药。在临床中他发现很多"疑难杂症"通过中医和中药治疗后获得了可喜的疗效，于是他潜心学习中医，师承我国著名的中医皮肤科专家赵炳南教授，开始了中西医结合治疗皮肤病的学术历程。多年来，他不断以中医和西医的最新成就来发展我国的皮肤病学，检测了数百种中药的抗真菌活性，并发表了多篇文章，例如《土槿皮抗真菌的实验与临床研究》发表于《中华医学杂志》英文版，此文一经刊出即被多家外国杂志以全文或文摘转刊，为中药提取物抗真菌的研究提供了新的方向和思路。目前土槿皮等多个中药药物提取物已经被广泛应用于临床。另外，他还发现了肉桂、大戟等中药的抗真菌活性，相关论文陆续发表在国内外杂志上，获得医学真菌界的广泛认可，更有效地推广了中西医结合治疗皮肤病的理念。

除了努力发展中药抗真菌活性的筛选研究，吴绍熙教授还致力于将中药应用到临床中。1964年，吴绍熙教授曾赴苏北农村头癣多发地区进行头癣的防治工作，治疗中他将茵陈利胆的有效成分对羟基苯乙酮制成片剂，与灰黄霉素联合治疗各种头癣，既增加了灰黄霉素的吸收，提高了疗效，减少药物用量，克服了当时灰黄霉素药源紧缺而且价格昂贵的实际困难，又消除了茵陈汤难以推广的弊端。后来卫生部特召开现场会向全国推广这一防治经验，并让他参加1978年全国科学大会，并荣获"做出重大贡献的先进工作者和先进集体"称号。

除此之外，吴绍熙教授并不拘泥于现有的中西医结合治疗方案，他善于不断推陈出新。他曾经将中药雷公藤提取物用于治疗麻风病获良好疗效，至今雷公藤片仍是国内外皮肤学科常用的抗炎药。吴绍熙教授还曾下基层考察矿工的皮肤病情况，他把咪唑胺甲基甲酸甲酯（BCM）加入锯木屑放置于矿工皮靴内，结果显示可以使足癣发病率由 78.3% 降至 5.2%。他还创造性地提出用抗真菌药物与纺织品相结合来预防各种癣病，对减少足癣等真菌感染效果理想，获得全军、省部级等多项科技成果奖。

多年来，作为中国协和医科大学皮肤科教授和博士生导师，他将自己的临床经验及实验成果毫无保留地传授给自己的学生，希望他们能更好地为人民的皮肤健康做出贡献。如今，他已桃李满天下，学生们也成长为全国各地的皮肤科骨干和领军人物。鉴于吴绍熙教授丰富的中西医结合治疗皮肤病的临床和科研经验，多方敦促他将自己的经验集结成册以飨读者。终于，这本《当代中医皮肤科临床家丛书·吴绍熙》千呼万唤始出来，本书将他多年积累总结的学术思想、皮肤病的辨证论治心得、特色疗法等极为细致地展现于中医临床皮肤科医生面前，内涵丰富，深入浅出，相信会对皮肤科临床医生的中西医结合诊断治疗皮肤病提供更为详尽的指导，这将对中西医结合皮肤病学事业的发展起到重要的推动作用，实乃中国皮肤病学界的一大幸事。

中国工程院院士
上海市医学真菌研究所所长
第二军医大学长征医院皮肤病与真菌病研究所所长
廖万清
2016 年 10 月

编写说明

受中华中医药学会皮肤性病分会之托,我们组织编写了本书,重点整理了吴绍熙教授中医及中西医结合治疗皮肤病经验的精髓。本书基本反映了自1956 年以来,吴绍熙教授在中医及中西医结合皮肤科领域的临床、科研和教学成果,重点反映了在赵炳南名老中医传承方面所开展的大量工作。

在重新收集和整理大量的历史文献资料的过程中,我们深感资料宝贵,责任重大,意义深远,同时这也给我们提供了一次很好的学习机会。我们在整理时尽可能做到全面系统,内容涉及内治法、外治法、手法类,以及皮肤病常用内服中药和外用药物,还特别讲述了中医引经药等。另外尚有一些英文发表的科研论文内容,由于难以查找到原始资料,无法收录,留下了一些遗憾,希望再版时能够充分补充。

本书从 1956 年开始,内容涉及的时间跨度较大,难免有一些遗漏和不准确的地方,有望得到大家的指正和补充。我们还要特别感谢廖万卿院士在百忙之中为本书写了序言,吴绍熙教授为本书的编写提供了许多珍贵的历史资料和文献,特表衷心感谢!

编　者

2016 年 10 月

目　录

第一章　医家小传　/ 1

第二章　学术思想与认识　/ 3

　　一、中医对皮肤病的认识 ……………………………………… 3
　　二、内治法治疗原则 …………………………………………… 3
　　三、外治法治疗原则 …………………………………………… 6

第三章　辨证论治心得　/ 8

　　第一节　病因分析 ……………………………………………… 8
　　　　一、外因 ………………………………………………… 8
　　　　二、内因 ………………………………………………… 12
　　　　三、不内外因 …………………………………………… 12
　　第二节　辨证论治 ……………………………………………… 13
　　　　一、辨证 ………………………………………………… 13
　　　　二、论治 ………………………………………………… 15
　　第三节　临证验案 ……………………………………………… 17

第四章　特色疗法　/ 22

　　第一节　内治疗法 ……………………………………………… 22
　　　　一、汤剂 ………………………………………………… 22
　　　　二、丸剂 ………………………………………………… 30
　　　　三、散剂 ………………………………………………… 40
　　　　四、膏剂 ………………………………………………… 42
　　　　五、丹剂 ………………………………………………… 44
　　　　六、锭剂 ………………………………………………… 48

七、酒剂 ………………………………………… 49

第二节　外治疗法 ………………………………… 51

一、外用散剂（药粉）…………………………… 51

二、外用膏剂（软膏）…………………………… 58

三、膏药 …………………………………………… 69

四、药油 …………………………………………… 71

五、外用酒剂 ……………………………………… 73

六、药醋 …………………………………………… 74

七、洗药 …………………………………………… 76

八、熏药 …………………………………………… 79

九、药线 …………………………………………… 80

第三节　其他疗法 ………………………………… 83

一、刺血法 ………………………………………… 83

二、挑治疗法 ……………………………………… 83

三、刺激法 ………………………………………… 85

四、缠扎法 ………………………………………… 85

五、吸引法 ………………………………………… 86

六、热熨法 ………………………………………… 86

七、其他 …………………………………………… 86

第五章　用药心得 ／ 87

第一节　内治法用药心得 ………………………… 87

一、利湿药 ………………………………………… 87

二、疏风解表药 …………………………………… 89

三、清热药 ………………………………………… 90

四、补益药 ………………………………………… 92

五、活血通络药 …………………………………… 93

六、常用验方 ……………………………………… 94

第二节　外治法用药心得 ………………………… 94

一、动物药 ………………………………………… 95

二、矿物药 ………………………………………… 96

三、植物药 ………………………………………… 98

当代中医皮肤科临床家丛书（第三辑）

吴绍熙

　　四、常用验方 ·· 100

　　第三节　皮肤科常用引经药 ······························· 101

第六章　医话与文选　/ 102

　　一、湿疹的辨证论治 ··· 102

　　二、脓疱疮 ·· 108

　　三、皮肤病患者的生活注意事项 ························· 113

　　四、中西医皮肤病病名对照 ······························· 114

　　五、从误诊病例谈临床思维 ······························· 116

　　六、头癣防治旧事 ··· 118

第七章　临床研究　/ 121

　　一、赵炳南黑布化毒膏的传承与研究 ··················· 121

　　二、银屑病治疗研究新进展 ······························· 127

　　三、中药治疗寒冷性多形红斑的疗效观察 ············· 128

　　四、丹参酮治疗痤疮及对皮脂和丙酸杆菌数的影响 ······ 131

　　五、某些皮肤病患者血液流变学的观察 ················ 134

　　六、寻常型银屑病患者红细胞变形能力和膜 ATP 酶活性改变 ··· 139

　　七、中药抗真菌医学研究 ·································· 142

　　八、从自由基学说分析中医药的抗衰老作用 ············· 149

第八章　年　谱　/ 152

后记——于无声处　/ 154

第一章　医家小传

　　吴绍熙教授为新中国成立以来最早的中西医结合专家之一。1929 年他出生于江南一个小职员家庭，3 岁开始背诵三字经，4 岁上小学，8 岁时因日本侵略逃难到了农村，由于不愿意在日本人开办的小学就读而宁可上私塾，在私塾中学习背诵了《大学》《中庸》《论语》和《古文观止》等。14 岁入读苏州中学高中。

　　1946 年吴绍熙考入国立上海医学院本科。1950 年参加解放军 20 军的血吸虫病防治工作，并首立军功，同年又参加由黄家驷带领的上海市第一批抗美援朝手术医疗队，再立军功。1951 年毕业分配至今华山医院皮肤科，先后任住院医师、总住院医师等。1955 年作为新中国成立后第一个皮肤科研究生入学上海第一医学院内科学院。

　　1958 年吴绍熙毕业被分配至中国医学科学院皮肤性病研究所，任中医室负责人，跟随赵炳南老中医学习，每周 3 次门诊和大查房，并一起上山采药等。1959 ~ 1962 年参加卫生部第三届西学中学习班中医药学专业学习，毕业获卫生部西医学习中医一等奖。此后全面开展中医皮肤科常规诊疗研究工作，先后任中医室负责人、中西医结合研究室主任，皮肤病研究室主任、麻风病研究室主任和真菌病研究室主任，并任国家科学技术委员会中国微生物菌种保藏管理委员会委员及医学真菌中心主任。1969 年被派往卫生部江西五七干校医疗队、五七医院任队长。1970 年随所搬迁至江苏泰州。1984 年至今，先后晋升主任医师、副研究员、研究员、教授、全所首批博士生导师，并荣获国务院特殊津贴。先后招收了中西医结合博士和硕士研究生多名，并带领他们开展了大量的中医药临床与科研工作。1988 年起受聘为国家药品审评委员会委员。1989 年受聘为国家自然科学基金审评组成员。1990 年，获得美国针灸委员会证书，并在美国针灸授课。2007 年在中华医学会皮肤性病分会 70 周年大会上荣获大会表彰。2012 年荣获中国医师协会皮肤科医师分会杰出贡献奖。2015 年荣获江苏省医师终身荣誉奖及中国菌物学会终身成就奖。

　　2008 年，陈洪铎院士在给吴绍熙的生日贺词中写道："您是一位德高望重的皮肤性病学家，同时也是我国医学真菌学界的泰斗，在国内外享有崇高的声望。您数十年如一日，在医疗、教学和科研中坚持以人为本，坚持临床与实践结合，兢兢业业，将自己的全部精力都奉献给新中国皮肤性病学事业。您为我国皮肤性病学及医学真菌学事业做出了重要贡献。您言为世则、行为道范、德才双馨，重视人才培养，如今您桃李满天下，春晖遍四方"。

在继承和发扬中医学，特别是继承和发展赵炳南名老中医的临床经验方面，吴绍熙教授做了大量的临床与科研工作，成果显著。1958 年吴绍熙教授跟随赵炳南老中医学习皮肤病中医诊疗经验和思想，继承了即将失传的中药药捻——用羊皮纸将中药卷起来，成为药捻用于痈、疽、窦道引流，独具中医特色。1960 年，"黑布药膏治疗瘢痕疙瘩的进一步观察"一文于《中华皮肤科杂志》上发表。1971～1979 年在《皮肤病防治研究通讯》上多次发表《草药榄核莲治疗神经性皮炎》等的研究报告。1971 年开始尝试将雷公藤应用于皮肤科临床。1972 年，由卫生部主办中国医学科学院皮肤病研究所承办的麻风工作会议，吴绍熙教授作为麻研室主任负责了此次会议。大会上，根据福建省雷公藤治疗麻风反应的报告，将雷公藤正式引入皮肤科领域并推广。

吴绍熙教授对许多少见疑难皮肤病更有其独特的研究与防治思想。通过血液流变学的研究阐明银屑病血瘀证的发病机制、雷公藤的临床研究、丹参酮治疗痤疮的研究、自由基与中药抗衰老的研究等均走在了中医皮肤科研究的前列。在 2015 年中国中西医结合皮肤性病学术年会上，吴绍熙教授又特别强调了皮肤病精准治疗的问题，引领了中西医皮肤学科的前进与发展。

现年已八旬有余的吴绍熙教授仍然以饱满的热情工作在临床第一线和学术第一线，服务患者，指导后辈，这种生命不息，奋斗不止，为中医皮肤科医学事业奉献一切的精神，是我们终身学习的楷模。

（张怀亮　陈正琴）

第二章 学术思想与认识

一、中医对皮肤病的认识

《外科启玄》云："凡疮疡，皆由五脏不和，六腑壅滞，则令经脉不通而生焉。"故有"有诸内必形诸外""有诸外必本诸内"之说。因此，外科疾病的发生与脏腑功能失调有关。

仅就皮肤病来说，则多是病形于外，而发之于内。例如肝经湿热过盛，而常生缠腰火丹（带状疱疹）、湿热性风湿疡（急性湿疹）等。脾失运化，水湿不利，则生湿疡（湿疹），津水浸淫作痒。肺火失肃，胃热过盛，湿热之气上蒸，易患肺风粉刺（痤疮）、酒渣鼻。又如人体阴阳失和，水火不济，肾水上泛，肾之色溶于面则生黧黑斑（肝斑）。心经火毒炽盛，易生疡疮。此外，在七情变化方面，医家也有"急气怒恼易生疖"的说法。机体脏腑功能失调、七情变化的影响，皆可诱发皮肤病。

关于六淫邪气伤人肌肤而发病，则更为明显，其中尤其以风湿热毒为主。风为百病之长，风邪善行而数变，故风邪致病变化迅速。湿性黏腻，湿为重浊有质之邪，故湿之伤人，缠绵难愈。热邪致病，患处焮肿灼痛，热盛肉腐，肉腐则生脓，故热毒之邪常为化脓性皮肤病的发病因素。六淫邪气伤人致病，多为两三种外邪同时侵蚀肌肤，单一淫邪致病者罕见。因此皮肤病患者除去自觉痛痒等症状外，同时在皮肤上也表现有肤色潮红、粟米样的小疙瘩、水疱、脓疱、津水、湿烂、结痂、脱皮、皲裂、肥厚和皮色褐斑等复杂的病理损害。所以治疗皮肤病要根据辨证求因，审因论治的原则，也要根据各种皮肤损害的不同表现，掌握用药的机动灵活性，严格而适宜地审证标本、轻重、缓急、正确地贯彻急者治标，缓者治本或标本兼治的原则，以达到治病必求其本的目的。

二、内治法治疗原则

关于治疗方法，在内经治则篇中早就提出"虚者补之""实者泻之""寒者热之""热者寒之"等大法；后代又有汗、吐、下、和、温、清、消、补等八法，这些治则都有效地指导着临证实践工作。在这里仅仅就皮肤病的内治方法，作一简单介绍。

根据病因、病程、病情等不同情况，提出以下几种内治方法。

1. 疏风解表法

表证初起，由于风邪客于肌表，常常诱发皮肤干燥奇痒，出现粟米样红色小疙瘩或风疹块。由于感受风寒或风热的不同，故常兼有身热、恶寒，口渴咽痛，脉浮等表证。治宜疏风解除表邪，正如内经所说"汗出则疮已"，但是陈疾久痼，疮溃不敛，此法切当慎用。

【常用方剂】荆防方、麻黄方、荆防败毒散。

【习用药物】荆芥、防风、麻黄、桂枝、牛蒡子、蝉蜕、薄荷、桔梗等。

2. 渗湿利水法

大多数皮肤病都与水湿之邪有着密切关系。内湿困脾，外湿浸肤，常常内外合邪，皮肤呈现水肿、水疱、糜烂、浸淫津水作痒，根据不同的病情，采取健脾利水，渗湿利水的法则。当风湿或湿热邪致病时，亦拟疏风利湿，清热除湿之法。

【常用方剂】除湿胃苓汤、清脾除湿饮、白术膏、苍术膏、除湿丸、二妙丸。

【习用药物】茯苓、猪苓、苍术、白术、薏苡仁、茵陈、泽泻、滑石、防己、木通、砂仁等。

3. 清热解毒法

火热之毒浸伤肌表，易患热毒性皮肤病，使患处红肿灼热，痛痒兼作。清热之法应先考虑人体正气盛衰和症情虚实，凡是实者宜苦寒清热，虚者宜甘寒养阴的法则治疗。当风湿热等淫邪旺盛，伤人太过导致成湿毒或热毒，或有邪气伤人病久不愈者，常称为"病久便生毒"。在治疗处方上经常应用清热解毒，祛湿解毒等方法。

【常用方剂】五味消毒饮、龙胆泻肝汤、赛金化毒散、五福花毒丹等。

【习用药物】生石膏、黄连、黄芩、黄柏、山栀、金银花、菊花、紫花地丁、蒲公英、龙胆草、生地、车前子等。

4. 止痒安神法

皮肤病患者，常有不同程度的瘙痒症状，虽然造成瘙痒有各种原因，但是较重的瘙痒会影响患者的饮食和睡眠，心神不安，故在治疗时除依据八纲辨证寒热虚实，投以相应的药物外，尚须应用安神药物。有时这一止痒安神

当代中医皮肤科临床家丛书（第三辑） 吴绍熙

法则，在治疗的某一阶段，可占主要地位。

【常用方剂】柏子养心丹、朱砂安神丹、全虫方、痒疡立效丸、斩痒丹。

【习用药物】茯神、远志、当归、生地、白鲜皮、地肤子、刺蒺藜、蛇床子等。

5. 理气活血法

"气为血之帅"，气行则血行，气滞则血瘀。凡外证疮疡肿痛，多与气血瘀滞不通有关，故有"不通则痛'之说。

【常用方剂】柴胡疏肝饮、逍遥丸、金铃子散、血府逐瘀汤。

【习用药物】郁金、香附、柴胡、延胡索、红花、紫草、丹皮、乳香、没药等。

6. 破瘀软坚法

气血凝聚，日久不散，病损坚硬不化，如锯痕症（瘢痕疙瘩）、瘰疬（淋巴结结核）。当用破瘀软坚法治疗。

【常用方剂】小金丹、五灵脂丸、琥珀黑龙丹。

【习用药物】桃仁、大黄、三棱、莪术、水蛭、䗪虫、海藻、昆布等。

7. 补益气血法

凡疮疡寒冷，疮形平塌，久不成脓，或成脓后久溃不敛，津水清稀。气血过伤，脉细神倦，虚肿乏力，乃气血不足，无力以抗病邪之象。结合症状，当辨气虚还是血虚，分别轻重补益。气血双虚常需双补，但疮疡余毒未尽者，不能偏投峻补之品，以防火毒重炽之象。

【常用方剂】八珍汤、十全大补汤。

【习用药物】党参、肉桂、黄芪、白术、茯苓、当归、白芍、川芎、熟地等。

8. 泻下通便法

疮疡毒邪在里，病家表现一派实热之象，口干烦热，溺赤便结，疮疡潮红或焮肿，脉数而实，当用泻下通便之法。因为疏通脏腑，可去燥结凝滞之邪。用大黄芒硝峻下，郁李仁、大麻仁缓下，亦当随证应用。泻下通便法如用之不当，反伤脾胃，使毒热之邪内陷，医者不可不知。

【常用方剂】大承气汤、增液承气汤、麻子仁丸。

【习用药物】制大黄、芒硝、厚朴、枳实、生地、麦冬、郁李仁、麻子仁等。

9. 养胃和中法

"胃为水谷之海，气血生化之源"，胃气旺盛，气血充沛，腐易去，肌易生，疮疡诸症易消退。故在治疗皮肤病的工作中，也很重视养胃和中这一环节。

【常用方剂】香砂六君子汤、平胃散。

【习用药物】陈皮、厚朴、木香、砂仁、谷芽、稻芽等。

以上各种内治方法，有其不同的特点和适应证。在病情复杂时，可用以上一法和数法，亦可灵活选用汤剂、丸剂、散剂、膏剂和丹剂等不同的剂型。

三、外治法治疗原则

《医统源流》云："外科之证，最重外治。"外治法在皮肤病的治疗中占有重要地位，故有疮疡之证，最重要外治之说法。

外治法的应用，亦须辨证施治，皮肤病发于体表，肉眼可见，依其分布部位、范围、色泽及丘疹、水疱、脓疱、湿烂、津水、结痂、肥厚、脱屑等不同的疹型和自觉症状，分别外用不同功能的药物治疗。常用的有渗湿药（黄柏粉、去湿药粉、三妙散）、收干药（海螵蛸粉、云苓粉、粉色干燥药粉）、清热药（黄连粉、青黛粉、清凉膏）、解毒药（化毒散、雄黄解毒散）、软坚药（黑布药膏、新拔膏）、化腐药（紫色疰疮膏）、生肌药（收干生肌膏）、润肤药（去湿药膏）、杀虫药（百部酒）、止痒药（薄荷、冰片、熏药）等方药。

关于皮肤病外用药的用药原则，不仅要考虑到药物的性味功能，还要根据不同的皮肤损害正确地选用适宜的药物剂型，否则由于外用药物剂型不宜，同样可使病情不能好转，甚至恶化。此外，外用药的配制过程，成分的多少等问题，对治疗效果亦起着很大的作用，这里把常用的皮肤病外用药剂型简述如下。

1. 粉剂

由植物药、矿物药或动物药的极细粉末配制成。作用浅表，有收湿吸水性和清凉镇静的作用。适用于现发湿热性而又没有渗出的皮肤病如痱子、风湿疡（丘疹性湿疹）。常用粉剂有二妙散、滑石粉等。

2. 水剂

为水煎草药所成药液，可供湿敷及清洁皮损之用。适用于急性渗出性皮肤病，如湿热性风湿疡（急性渗出性湿疹）；或用于慢性脱屑性炎性皮肤

当代中医皮肤科临床家丛书（第三辑）　吴绍熙

病的水浴，如白疕风（银屑病）。常用水剂有黄柏水、楮桃叶水、苍耳秧水等。

3. 油剂

由植物油制的药油，作用较浅，有润肤、止痒、清洁的功能。适用于干粗的皮损，如蛇皮癣（鱼鳞病）、癣证（神经性皮炎）。常用油剂有大风子油、甘草油、花椒油，后二者亦可用于清洁药垢和肉芽疮面。

4. 糊剂

由植物油调药粉所制成。根据临证需要，调至一定黏稠度的糊状物。适用于稍有渗水性的皮损，有一定的收干作用，如奶癣（婴儿湿疹）、湿热性风湿疡（急性湿疹）。常用去湿药油或甘草油调新三妙散、去湿药粉、去毒药粉等。

5. 膏剂（软膏）

以药粉和油蜡，或凡士林配制成。作用较深达，有保护皮肤作用，不利于水分蒸发。可用于浸润明显的皮损或疮面，如白疕风（银屑病）、臁疮（下肢溃疡）。常用有紫色疳疮膏、收干生肌药膏。

6. 膏药（硬膏）

由药油加铅丹配制成，附着性良好，作用深达，有软化坚皮的作用。用于慢性炎症浸润及肥厚增生性皮肤病，如癣证（神经性皮炎）、顽湿聚结（结节性痒疹）、鸡眼、胼胝等等，常用有新拔膏棒。

7. 药捻

以棉纸卷药粉成细捻，可用于脓腔、瘘管，有化腐生肌、提毒引流的作用。常用的药捻有红肉药捻、红血药捻等。

8. 药布（即药膏纱条）

将软膏加温，使熔化在纱布条上，敷布均匀，可代替药膏和药捻。

在运用外治法治疗皮肤病时，除了解药物功能和正确选用剂型以外，关于用药的方法、药物的厚薄、搽药时间的次序，以及包扎敷料等，都是影响治疗的要素，这里不多赘述。此外尚须提及的就是应用外用药物时，要注意患者皮肤的特性、病情，才不至影响疗效，浪费药物。

（许昌春　张怀亮）

第三章 辨证论治心得

皮肤病在中医学文献中常与其他外科疾病并列统称为外科学。除了明代陈司成的《霉疮秘录》、沈云问的《解围元薮》、清代肖晓亭的《疯门全书》等少数皮肤专著外，皮肤病的资料比较零散地分布在其他专著中。

中医对皮肤病的辨证论治随着实践、认识的深入而不断深化，以下我们简单地对皮肤病的中医辨证论治规律作一初步探讨。

第一节 病因分析

与中医学其他学科的特点一样，中医对皮肤病的治疗亦是遵循着整体观念、辨证论治的思想。辨证论治是建立在审证求因，析因探变的基础上的。首先从具体症状结合四诊八纲来分析致病之因，再从分析病因中探测疾病的转归。一般说来，皮肤病的病因亦可归纳为外因、内因和不内外因三方面，这里简要地分析如下。

一、外因

外因主要是指各种外界所可能引起疾病的因素，特别是六气在不正常的情况下对人体产生了不良的影响而形成了风、寒、暑、湿、燥、火六淫。兹就外因所致皮肤病的情况作一简要说明。

（一）风

正如《内经》所云："风者，百病之长也，善行而数变。"对风的特点可说是一语道破。因风而致皮肤病《内经》早有记载，如"劳汗当风，薄为郁，乃痤痱"。后世亦屡有记载。的确是这样，皮肤病常见的几个症状，均与风有密切关系。

1. 瘙痒

因风性燥烈，除其本身可致皮肤干燥而痒外，当风久留体内，亦可使血燥，而血燥时久可转致血虚，血虚又可生风，辗转相因，使血液不足营养肌肤而致皮肤发痒。

2. 迅速传播

因风性善行而数变，故凡是皮肤疾患迅速传播蔓延或游走不定的，中医认为可能与风有关，如荨麻疹中医亦称风疹块（瘖瘟），即认为与风有关。

3. 干燥脱屑

如上所述，风性燥烈，久留人体，可致血燥，血燥日久，又可致血虚，血虚不能营养肌肤，则可致肌肤甲错或干燥脱屑，故对皮肤病变有痒感或干燥脱屑者，中医认为可能与风邪有关。不过，一般说来，病至血虚生风，则血虚情况一定比较严重，常同时兼有许多血虚见证。

4. 病位大多偏于上部

因风性向上，故当风邪致病时，病位常偏于上部。

从上述分析中可看出，风邪致病有两种情况：一种是风邪外袭，束于人体肌表而致皮肤病变，这与一般内科疾患风邪外束之外风相似；另一种则为患者体内血虚，因血虚而生风，这亦与内科疾患的内风相似，而这种外风与内风的致病关系，又是互为因果，彼此相关的。

因风引致的皮肤病很多，如上海中医学院等编纂之中医外科学讲义所记载的53种皮肤病中，因风所致者共29种，占一半以上（54.75%）。

（二）寒

皮肤病因寒所致者种类虽不多，然亦时有所见，最普通的如冻疮、冻伤之类，在很大程度上就与寒冷有关。另外，有时寒郁体内，久而化热，又可致血瘀如脉管炎之类。其性质虽变，但根源则一。

（三）暑

因暑所致的皮肤病亦属屡见不鲜，如暑疖、痱子等，都与暑邪不可分开，而且暑必挟湿，二者常"狼狈为奸"，同时暑与热亦不可分割，彼此相互为害。

（四）湿

因湿而致的皮肤病很多，《内经》早有"汗出见湿，乃生痤痱"的记载，其致病可为外因中湿，内因中湿和土虚蕴湿三方面。

（1）外因中湿：凡霜雨雾露、汗出入水或湿衣湿地等之水气，侵入肌肤，郁结熏蒸，即可致外因中湿。

（2）内因中湿：一切膏粱厚味、酒糟乳酪、生冷瓜果等损伤胃家，而胃病及脾，脾弱不运则致内因中湿。

（3）土虚蕴湿：由于中土自病，七情所伤或他脏影响，使胃虚不化，脾虚不仰，运化不健，即可致水湿内蕴。

内因中湿和土虚蕴湿均为内有所伤，易召湿入，或蕴郁化湿，故可结合起来看作是广义的内因中湿，亦即《内经》所称之"诸湿肿满，皆属于脾"的意思。

一般来说，皮肤病病因的湿，很多是外因中湿，因皮肤为人体之藩篱，湿邪侵犯，首当其冲，然外因中湿又常与内因中湿相互为因，不可孤立对峙。而且，湿邪在外感为六淫之一，当其一旦侵入人体，则又与机体的功能反应相互作用，构成种种湿象。这种湿又可进一步影响脾的健运而酿成内湿，如此内外相因，互为因果，使湿邪为病，错综复杂。湿邪所致皮肤病有下列几个特点。

1. 广泛性

湿邪为病，非常广泛，上自头，下至足，外自肌肤，内迄脏腑，凡其留着之处，均可为病。

2. 复杂性

湿为六淫之一，然其致病，比较复杂，常非单纯，多与他因相兼，尤其是与风、寒、暑、湿相兼者为多见。同时，其致病更随气候、季节、地理环境、居住条件等情况而异。

3. 多变性

湿邪入体，除其本身具有上述这些特点外，更随个体素质、身体情况而可转化为其他几种情况出现：①湿从热化：脾为湿困，湿郁过久，可以热化，而呈湿热相兼之证。②湿从寒化：脾为阴土，湿亦为阴寒黏腻之邪，当其留滞体内，如遇脾阳不振之时，对湿之运转乏力，则湿又可从寒化，而呈寒湿相兼之证。

4. 黏滞性

湿邪为病，至为黏腻，常留着难去，如湿淫于上，则致头重如蒙；注于下，则呈淋浊带下；留于经络，则为麻痹；溢于肤表，则为湿疹；滞于肌腠，则致浮肿；停于胸膈肠胃，则成痰饮；羁于脏腑，则为胀满泄泻等。这些疾病常迁延日久，缠绵难愈，皆因湿性氤氲黏腻，故一般因湿所致的皮肤病常缠绵不去，久治难愈。

当代中医皮肤科临床家丛书（第三辑） 吴绍熙

5. 多形性

湿散则为弥漫重浊的水气，一旦凝聚则成随处流动的液体，留于体内则成痰饮之类为患，渍于皮肤则成渗出物而致津流脂水。

6. 重浊性

如上所述，湿聚则为随处流动之液体，散则成弥漫重浊之水气，当其停留身体，即可给人以沉重酸胀等感觉，正是由于这种重浊性，故湿之为病，尤其是因湿所致的皮肤病，其病位常偏于身体之下部。

从这些湿邪的特点中可看出，由于湿邪致病复杂多变，广泛黏滞，重浊难去，其所构成的临床病变亦是错综复杂，而且为病至广的，如据中医外科学讲义所编之 53 种皮肤病中，因湿引起的有 33 种，占 62.26%，为六淫导致皮肤病之最多见者。

（五）燥

因燥所致的皮肤病亦常可见到，如冬季西北风起后所引起的皮肤皲裂，即其一例。另外，由于血虚不能荣于皮毛，亦可引起皮肤干燥，毛发脱落等情况，中医术语常称肌肤甲错，一般就是指因燥所引起的皮肤改变。

（六）火

这里也包括热，因二者只是程度不同而已，如古人曾明确指出"火为热之极"，说明二者只是轻重有异。因火所致皮肤病之特点如下。

1. 潮红

火性炎上，其势紧张旺盛，故其所引起之皮肤病在临床上的征象多呈红色。

2. 疼痛

因火（热）所致之皮肤病，有时可伴疼痛之感，这可能与火势紧张旺盛，灼烁肌肤有关。

3. 温热

这亦是火的特点之一，一般来说，凡由火（热）所引起之皮肤病，临床上常表现为皮肤温度升高。

因火（热）所致的皮肤病亦很多，据中医外科学讲义所编之 53 种皮肤病中，因火（热）所致的有 23 种，占 43.40%。

从上述病因分析中可以看出，外感六淫所致皮肤病中，以风、湿、热三因所致者最为多见。但应指出的是，六淫致病，常非单独，多为两种或两种以上病因同时存在，如外因中之风、湿、热三因，常常并存，尤其是湿热二因，经常并见，而湿热蕴蒸，有时极易生虫，这又使皮肤病多一致病因素。

二、内因

除上述外因致病外，中医亦很重视内伤七情，即人之精神活动对皮肤病之影响。因七情所伤可引起内脏功能一系列变化，而皮肤是内脏的镜子，有诸内必形诸外。故当人体伤于七情，则皮肤上亦可有一系列改变，如黧黑黯黵等。内伤七情所引起的皮肤病有很多，这里不一一列举。

三、不内外因

凡是恣食膏粱厚味，炙煿丹石或误食毒物以及跌仆、金刃、虫兽所伤、烫伤和房劳过度所引起的皮肤病变都属于不内外因，可将其简单地概括如下。

（一）先天性

如胎毒。

（二）后天性

1. 外伤

（1）生物性：虫兽所伤。

（2）物理性：跌仆损伤。

（3）化学性：漆气所伤。

2. 内伤

（1）饮食所伤：鱼腥海鲜诱发瘖瘰（荨麻疹）。

（2）劳役所伤：窄鞋远行、长途跋涉。

（3）房劳所伤：房事过度耗伤肾精。

应该指出的是，上述皮肤病致病因素的三个方面并非完全孤立，而为相互影响，相得益彰。因人体的构成外有皮、脉、肉、筋、骨，内有五脏、六腑，皮肤和内脏是互相联系，不能分割的。二者由经络相通，故其外应皮肉，内应脏腑。如《内经》有云"肺之合皮也，其荣毛也"，说明皮属肺。又称"脾之合肉也，其荣唇也"，示脾主肌肉。而皮与心亦有密切关系，如"心之合脉也""诸痛痒疮，皆属于心"等，均示皮与心密切有关。故皮肤与内脏有着千丝万缕的、不可分割的关系，而与肺、脾、心三脏的关系尤为密切。故内因与外因虽然是从不同角度引致病发，然二者关系至为密切。如许多皮肤病是由于心火内炽或脾胃湿热，溢于肌肤，与外来虚

当代中医皮肤科临床家丛书（第三辑）　吴绍熙

邪贼风相搏而致各种不同病变。巢氏《诸病源候论》对此分析甚详，如"肺主气，候于皮毛，脾主肌肉，气虚则腠理开，为风湿所乘，内热则脾气温，脾气温则肌肉生热也，湿热相搏，则头面身体皆生疮也"，就充分说明了内外相因的关系。

当然，如上分析，并非外因就是外来的，而是相当于哲学上变化条件的外因，内因是内在的，相当于哲学上变化根据的内因。然而，中医内因、外因、不内外因三者的关系应该是：有时单独一方面即可致病，有时则两方面甚至三方面同时并存，共同起作用；如外伤于湿，可因湿而致皮肤病，然有时单独是一外因中湿尚不足以致病，若遇七情所伤，忧思过度，脾阳受损，则可致脾弱不运，水湿不化，当其再受外湿，则二者相因，就较易致病，如果再兼有饮食所伤，脾阳受戕，不能健运输化水谷，三种病因加在一起，就更易致病。因之，从这里可看出，三因致病不可孤立对待，应该有机地将其结合起来，这样才不至于在处理时有所偏废而难收预期之效。这也是中医学整体观念的一种反映。正如《内经》所指出的："正气存内，邪不可干""内外调和，邪勿能害""邪之所凑，其气必虚"。这些记载的意思主要是告诫我们不可有所偏执。而对作为机体内脏功能反应的正气，更不能忽视，尤其是对皮肤病来说，万不可因其位于皮表而忽视其内在反应。根据我们的肤浅体会，由于皮肤为人体的躯表，内脏的屏障，气血的藩篱，因之邪之所凑，亦即六淫所伤，常先反映于皮肤而有种种改变，然而绝对不能因此而忽视内在反应的重要性。如在临诊工作中常遇到一些疾病，不易用单纯外因或内因来解释，其病理变化或许是在内外因相互作用下所产生的。如有些皮肤病或许与瘀血或血液凝泣有关，这种情况就非单纯外感六淫或内伤七情所致，可能是内外相因作用下所引起的综合反应，对待这样的综合反应就不可单纯针对外因或内因来处理，而应该根据这种综合反应的特点来分析其病因是由于气滞抑或血瘀而进行不同的处理，这样才可收到预期的效果。

第二节　辨证论治

一、辨证

中医对皮肤病亦是从主观和客观症状来辨认的。

1. 主观症状

（1）瘙痒：是皮肤病常见症状之一，如上所述，痒多属风，如巢氏《诸病源候论·风瘙痒候》即曾指出："风瘙痒者是体虚受风，风入腠理，与气血相搏，而俱往来在于皮肤之间，邪气微，不能冲击为痛，故但瘙痒也。"对痒的病机分析得非常详尽。然而，并非所有瘙痒都是外风所引起，如《丹溪心法》曾称"诸痒为虚"，这可能是由于血虚不能荣润肌肤所致的瘙痒；或为血虚生风，亦即内风所引起，故有"风盛则痒"，盖风为火之标，风盛则血燥，燥久则血虚，血虚不能荣养肌肤而痒。因之，这种风与一般外风是迥然不同的，故《医宗金鉴·外科心法要诀》亦曾指出："痒属风亦各有因，……它如疥癣作痒，皆属风湿，勿视为类也。"说明临床上辨别痒的病机时，应审证求因，详细分析。

（2）麻木：主要见于麻风。皮肤麻木，不知痛痒，中医认为这是感受天地间的疬气而致病。正如《内经》所指："风气与太阳，俱入引诸脉，合散于分肉之间，……卫气有所凝而不行，故其同有不仁也。"故麻木是因风盛血燥，肌肤枯燥所引起的知觉差损。这里尚应根据其程度不同而分辨其麻和木的区别，如中医认为："气虚则麻，血虚则木。"前者似乎程度较轻，后者则程度较重，其间关系如何，值得今后进一步探讨。

（3）痛：亦是皮肤病主观症状之一。主要是由于气血壅滞，经络阻隔不通引起。中医常称"不通则痛"，或许就是指的气血壅滞，经络阻隔而引起疼痛。临床上又应分析其寒热虚实，因气因血之不同。一般说来，寒痛虚痛得热得按则减，遇寒则剧；热痛则相反。气滞之痛，痛无定处；血瘀之痛则兼有其他血瘀见症。临床亦应详加分辨。

（4）酸胀：在皮肤病中虽然不很常见，然其出现多反映湿之存在。

（5）温热：皮损有温热的感觉常表示病的急性程度和有火或热邪存在。

其他全身症状如壮热烦渴、形寒畏冷、面色少华、肌肤不泽等，因篇幅所限，不再一一罗列。

2. 客观症状

（1）斑疹：《丹溪心法》曾指出："斑乃有色点而无头粒者是也，疹为浮小而有头粒者。"对斑疹之鉴别简明扼要。一般说来，斑为微有高肿然无头，疹为丘疹小粒突起而有头。斑疹又随其色而在辨证上有所不同。一般色红为热，色白则属寒，色红属血分病，色白属气分病，色紫黑者为瘀血凝滞。

（2）痦：状如麻豆，甚者渐大，抓之成疮，多因暑热或高热所致。

（3）水疱：为疱内有水，视其大小又有不同。大疱如天疱疮，小疱如缠腰火丹，多属湿热为患。

（4）风块：形如麻豆，抓之可大，多因腠理不密，汗出当风，风热相搏，结于肌肤。亦随病因不同，其色或红或白，一般说来，红者属热，白者属寒。

（5）脓疱：为疱内含脓。其因亦多为暑湿或热毒所引起。

（6）肌肤甲错或粗厚皲裂：皮肤干燥、脱屑或粗厚皲裂。主要是由于风热之邪过盛，袭于肌肤，致营血一时供应不继或体虚血燥不能荣于肌肤，亦可能是由于风寒致气血瘀滞，肌肤失荣。

（7）齿燥：多因热邪炽盛，津枯液涸。

（8）发槁：可能是由于气血俱虚，血不能荣。此外，亦可能是由于气滞血瘀，发失所养。

（9）脂水：有脂水常表示有湿。如果脂水色黄多属湿而兼热，凡脂水所至之处即有皮疹新发者，则示其有毒。

（10）腥臭：有些皮肤病可有特殊的气味，如体气（腋臭），示其可能是从母体那里得来的湿热之邪。

二、论治

对皮肤病的治疗，中医亦是贯穿着辨证论治的精神。就是根据上述这些主客观症状来分析其因，亦即审证求因，再针对其因和证进行全面的治疗，即辨证论治。所以尽管有时病变似在皮表，然仍从整体出发，根据患者全身情况，天时气候，饮食起居以及思想情绪等情况，周密考虑。正如《内经》所云："合人形，以应四时五行而治。"就是由于这样从整体出发，全面考虑，所以中医治疗皮肤病的方法很多，现在仅从内治和外治两方面作一简要探讨。

（一）内治方面

中医对此非常重视，有时尽管病变仅位于体表，然治疗却从内部着手，即"治外必本诸内。"其具体方法亦是审证求因，析因探变，随证论治，标本兼顾。现在根据上述所列因证结合临床实践，将常用的内治方法简要地归纳成下列几种。

1. 祛风宣表法

主要是针对因风邪引起的皮肤病，如主观症状有皮肤瘙痒或麻木等，客观上表现为发无定处，或偏于身体上部之皮肤病。常用方如消风散、祛风换肌散等。药物如荆芥、防风、牛蒡子、薄荷、蝉蜕、浮萍、羌活、独活、苍耳子、地肤子、白鲜皮、海桐皮、豨莶草、石菖蒲、白蒺藜、钩藤、全蝎、乌梢蛇、白花蛇之类。

2. 清热泻火法

适于皮肤潮红或紫黑之斑疹以及风块之类，并有灼热疼痛以及全身壮热、烦躁等一系列热或火之见象，或病变位于身体中部者。常用方剂如银翘散、普济消毒饮、黄连解毒汤、龙胆泻肝汤、化斑解毒汤、犀角地黄汤、清营汤、银花解毒汤等。药物如金银花、连翘、桑叶、菊花、黄芩、黄连、黄柏、山栀、龙胆草、青黛、板蓝根、玄参、知母、丹皮、紫草、茜草、生地、赤芍、人工牛黄、犀角（水牛角代）、羚羊角之类。

3. 渗湿利水法

适于因湿而引起的皮肤病，如客观症状有水疱、糜烂、出水、浮肿等，主观感觉有沉重、发胀或病发于人体下部者。常用方剂如萆薢渗湿汤、除湿胃苓汤等。药物如萆薢、茯苓、猪苓、防己、白术、苍术、半夏、薏苡仁、木通、滑石、车前子、茵陈、蚕沙、冬瓜皮、大腹皮之类。

4. 养血润燥法

主要适用于因风或燥所引起的皮肤病。症状有皮肤瘙痒、干燥起屑或肥厚皲裂、毛发枯槁甚或脱落者。常用方剂如四物汤、地黄饮子、神应养真丹、养血润肌饮等。药物如当归、熟地、白芍、川芎、首乌、橹豆衣、胡麻仁、丹参、阿胶、女贞子、枸杞子、鸡血藤等。

5. 消肿软坚法

适于病变聚结成肿块，顽固难消如瘰疬、结核之类。常用方如消瘰丸等。药物如昆布、海藻、贝母、僵蚕、蛤壳、牡蛎之类。

6. 祛风杀虫法

主要适用于风、湿、虫所致之麻风。常用方如扫风丸、蝮蛇酒等。药如大风子、蝮蛇、苍耳草、白蒺藜、皂角刺之类。

7. 搜风解毒法

主要适用于因气化或精化所引起的梅毒之类，常用方如透骨搜风散、三仙丹等。药如土茯苓、槐花、透骨草、轻粉、蜈蚣、穿山甲之类。

8. 理气活血法

适于气滞血瘀所致的皮肤病如结节红斑、油风、紫癜之类。常用方如复元活血汤、活血散瘀汤等。药如青皮、陈皮、枳壳、香附、郁金、桃仁、红

当代中医皮肤科临床家丛书（第三辑） 吴绍熙

花、三棱、莪术之类。

9. 补养调理法

主要适用于患者气血俱虚之慢性病变，如瘰疬、麻风等久病体弱者。常用方如八珍汤、十全大补汤、人参养荣丸等。药如人参、黄芪、白术、沙参、党参、山药、山萸肉、菟丝子之类。

10. 特殊经验方

这里主要包括一些单方、验方之类，如白蒺藜治疗白癜风，皂角刺治疗麻风等。

上述这些内容方法只是举例说明。由于皮肤病的症候类型千变万化，临床情况错综复杂，因之上述这些治疗方法只是举常用的几种，不可能概括全面。而且临床应用，有时常需综合数法并用，以应临床症状的复杂多变，所以这里只是举例介绍，临诊时尚需权变机宜、灵活运用。

（二）外治方面

中医不仅重视治外必本诸内，而且更重视内外同治，齐头并进。故中医对皮肤病的外治方法亦有多种多样，如药物疗法、熏烟疗法、针灸疗法等。单是药物疗法，又根据其用药方式可分为鲜汁、药液、药粉、糊膏、膏药等不同类型；根据其作用性质亦可分为：祛风、清热、收湿、解毒、杀虫等类。临床亦应根据具体情况辨证论治，因限于篇幅，这里不再一一列举。

应该指出的是，中医对皮肤病的治疗不论是内治或外治，始终贯穿着辨证论治的原则，而且随时权变机宜、灵活选用其适应的几种治法进行综合治疗，以取得最好效果。

第三节　临证验案

为了具体阐明中医对皮肤病辨证论治的规律，这里特介绍几个实际治例如下。

例一： 萧某某，女性，24 岁。1961 年 7 月 6 日初诊。

【现病史】3 年来时发风团，片片斑斓如红云，越抓越痒，严重时有浮肿，昨日发得甚厉害。

【查体】体温 37.2℃，舌苔薄白，脉平。

【辨证论治】此系风热袭于凑理，外泄肌表使热，唯时时发作，卫气亦虚，治拟先以息风清热。

【处方】荆芥炭，防风，牛蒡子，浮萍，桑叶，赤芍，金银花，豨莶草，地肤子，六一散。3剂。

7月8日二诊：药后瘙痒大减，风团已无续发，舌脉如前，药后见效，原法更进。原方加青蒿、地骨皮。3剂。

7月21日三诊：药后病情基本告愈，唯昨日又发作一次，舌苔薄白，脉平。原法尚无不合，毋需更张，7月8日原方再进3剂。

7月25日四诊：近四五日来风团已不复发，舌净脉平，病已趋愈，拟在原方基础上出入再进，以资巩固。原方去桑叶加蚕沙。

7月29日五诊：旬日来风团始终平静未起，舌脉如前，药后已见效机，勉再进原方3剂以巩固之。

按：鉴于本例风团发无定处，时发时消，且瘙痒无度，病因属风。而风团色红，且有热感，故为风热相兼，袭于腠理，外泄肌表，致风团时发，久病则表卫日虚，卫虚更易召风袭，辗转相因。致病发3年，缠绵不愈。乃以息风清热为法，3剂后风团即显著减少，6剂后基本痊愈，9剂后诸症悉平。

例二：马某某，女，19岁，1959年8月1日初诊。

【现病史】面部及手足黑斑10年左右，初起为面部小片黑斑，不痒不痛。渐延及手足暴露部，局部汗出甚多，舌净脉平。

【辨证论治】此系血瘀有风所致。治拟化瘀祛风。

【处方】内服：全当归，炒白芍，川芎，桃仁，泽兰，红花，浮萍，白蒺藜。10剂（经行时停服）。

外用：鹿角胶炙至焦黑，与密陀僧、白茯苓、天冬、麦冬等共研细末，睡前洗净黑斑，以茄子一小块蘸末擦患处，次日洗净。

8月14日二诊：损磨处色减退且范围缩小，舌脉如前，药后见效，拟原意再进。内服原方15剂，外用原有药粉。

按：患者面部、手足相继出现黑斑，起于面部，延及手足，此或系风之见象。色黑见症，临床考虑有二因：一为肾亏；一为血瘀。肾在五行属水主黑色，故黑色斑片可能为肾亏所引起。然患者年方双十，气血方刚，又无肾亏见象，故肾亏之因机会较少，乃考虑或属血瘀所致，经用活血化瘀祛风之品，两周即见效机，惜乎经续用原方15剂后，患者远离，未得随访，后果未明。

例三：胡某某，男性，23岁。1960年7月10日初诊。

【现病史】项背及双腿皮损两年余，初起为颈部小片，渐次延开，波及两腿，甚痒，抓破后稍出水且略红，迭经治疗，用封闭疗法及外敷药物等，病情时轻时重，始终不好。

【查体】颈后及双腿屈侧有成片掌大境界清楚之粗厚皮损，其上有纹如牛皮。舌苔净，脉平。

【辨证论治】此系风湿热袭于肌肤，治拟疏风利湿清热，兼以外治。

【处方】内服：乌梢蛇，荆芥，防风，地肤子，白鲜皮，浮萍，苦参，晚蚕沙，苦楝皮，生甘草。3剂。

外用：消风膏。

【医嘱】忌食鱼、虾、葱、韭等发物。

7月19日二诊：药后痒减，然未全止，皮损稍平，舌脉如前，药后见效，拟原意增益再进。原方去乌梢蛇、苦楝皮，3剂。外用消风膏。

7月29日三诊：皮损见平，瘙痒亦止，唯皮肤似稍粗糙，舌脉如前，药后见效，再以原意进退，拟方如下。

内服：乌梢蛇，荆芥，白鲜皮，海桐皮，山栀，淡黄芩，苦参，生甘草。3剂。

外用：消风膏。

1961年7月17日随访：去年皮损见愈后，迄今未见复发。

按：鉴于患者皮损瘙痒为苦，病变渐次延开，证属有风。皮损搔后稍出水，略红，并渐增厚，乃系温热为患。西医诊断为慢性湿疹，病属风、湿、热三因相搏，袭于肌肤，时已3载，虽屡经封闭疗法、敷药等治疗，然因湿邪氤氲黏腻，留着难去，尽管迭经治疗，但病因未除，故难除根，致缠绵不愈。经用疏风、利湿、清热之品，兼以外治，10日（服药3剂）后，痒轻皮损渐平，20日（服药6剂）后，痒止皮损基本平复，仅稍留痕迹，经再用药3剂后，即告愈。一年后随访，未见复发。

【几点讨论】

1. 关于中医对皮肤病病因分析的规律问题

从上述病因分析中可看出，中医从全面观点、整体出发，对皮肤病病因常从外因、内因和不内外因三方面来考虑，而从这三方面分析的结果，最后常归纳为风、湿、热、虫等情况来析因探变，随证施治，这里就提示绝大部分皮肤病之病因似乎与风、湿、热、虫等有关。如据中医外科学讲义所编之

53 种皮肤病中，由这三种因素（见其一种或一种以上）所引起的有 48 种，占 90.57%。因之，从这里可看出，中医对皮肤病病因的分析有着明显的规律性，除个别疾病如肉刺、土栗、肉疙瘩等因机械外伤所引起或疣等之病因不明外，几乎绝大多数皮肤病与风、湿、热等有关。这一病因规律有着非常重要的实际意义，因为它可指导治疗。根据中医治病必求其本的原则，先审证求因，当分析病由风、湿，抑或是热等因引起，即可针对此因进行治疗，用祛风、利湿、清热等法，单用其一，合用其二或三者并用，在临床上只要认证无误，用药恰当，常可收到预期之效。当然，在辨证论治时，并非单纯见风祛风，见湿利湿，见热清热，而应根据其轻重缓急、标本关系，对症下药。从这里亦可看出，中医的辨证论治有着一定的规律可循，只要严格遵守这种规律，对具体情况进行具体分析，权变机宜，随证用药，当可收效。

2. 关于血凝、血瘀和血虚问题

从临床实践中可看出，在病因的作用下于临床上构成病变时，有些是病因直接作用下即表现相当的病变，有些则为在病因作用下与机体反应性相结合所构成的一种综合反应，在这种综合反应的基础上，就可出现皮肤病变。如风邪客于人体，一方面可引起瘙痒或病变游走的特点，另外亦可因风留体内，引起血燥，血燥过久，则致血虚，引起血不能营养肌肤，而致皮肤干燥发痒。然而值得探讨的是，临床上有时很难理解这种血虚已严重到不能营养肌肤，因为果真如此，则势必在其他脏腑方面亦有严重的血虚见证，如心烦少眠，躁急多怒，夜寐盗汗，唇淡色萎，脉细无力等，然而这些在临床上却很少见到，因之，这就很难解释。根据我们肤浅的经验认为，这里或许尚未达到血虚这种严重的程度，可能只是一些其他反应，如血凝或血瘀之变。因为许多因素可引致气滞，气为血帅，气行血行，气滞血凝，而当病变进一步由于血之凝泣不通，又可导致血瘀，所以考虑其病理或许就是由于这些不同程度的综合反应，故临床上亦应针对这些反应进行适当的治疗，才可收到预期的疗效。如上述病案例二，考虑其鬓黑黚黯或许是由于血瘀，经用活血祛瘀之品，即收到一定疗效。这方面只是我们一些肤浅看法，其中尚有许多问题值得今后作进一步探讨。

3. 关于临床应用蛇类药等问题

经过学习中医，深深体会到中医学的宝库真是丰富多彩，美不胜收。从实践到理论，蕴藏着许多宝贵的东西，如对皮肤病的治疗问题，中医学就有着许多独到的经验，与西医学大可互通有无，取长补短。根据中医理论，皮

当代中医皮肤科临床家丛书（第三辑） 吴绍熙

肤病常由风、湿、热等病因所引起，临床上经用祛风、利湿、清热之品，亦常可收到一定的疗效。这就说明这些理论对临床实践有着指导意义，同时，这种理论亦常为后世的经验和临床实践所重复检验证实。如民间常用蛇类药治疗某些皮肤病而获效，这就证明了中医病因学说的实践意义。因为根据中医理论，蛇类药具有祛风、燥湿的作用，且其力量较强，故用于临床见效颇速。如本文病案举例三，久患西医所称的慢性湿疹一类疾患，但经用蛇类药配合其他祛风、利湿、清热之品后，3剂即见轻，6剂则痒止皮损渐平，9剂后即告愈。其后一年随访，未见复发，效甚满意。当然，这只是一例，不能代表全面。不过，根据我们有限经验认为，在皮肤科领域内应用蛇类及其他有祛风、燥湿等作用之动物类药，以增加治疗之武器，确是一个非常值得研究的问题。

（潘钰蔚　张怀亮）

第四章　特色疗法

整体观念是中医学的基本特点之一，人体是一个有机的整体，皮肤病虽然发于体表，但也属于全身的一部分，而内病可以影响体表，如《素问·至真要大论》曰："诸痛痒疮，皆属于心。"《素问·生气通天论》曰："营气不从，逆于肉理，乃生痈肿。"《备急千金要方》曰："经曰：气宿于经络中，血气俱涩不行，壅结为痈疽也。"《医宗金鉴·外科心法要诀》记载："痈疽原是火毒生。"《素问·至真要大论》说："坚者削之，……结者散之。"《素问玄机原病式》云："诸涩枯涸，干劲皴揭，皆属于燥。"因此治疗时应该从整体出发，内外兼治才能提高疗效。

第一节　内治疗法

内治是以方药内服治病的一种方法，一般以汤剂、丸剂、散剂、膏剂、丹剂、锭剂、酒剂等剂型内服。

一、汤剂

（一）引言

（1）汤剂也就是煎剂，是以药物加净水煎煮而成。汤者，荡也，故汤剂有荡涤病邪，速收疗效的功能，多用于急性皮肤病和慢性顽固性皮肤病。其随症加减，配伍灵活，收效迅速，是临床常用的一种剂型。

（2）在辨证论治思想的指导下，汤剂处方也不能脱离疏表、清解、通利、淡渗、泻下、补益等治疗法则。但在皮肤科方面，因为病损发生部位不同，常在汤剂中加入引经药物，使药力集中于发病部位以取得疗效。例如病损在头部者加入菊花、藁本；病损在腰部者，加入杜仲；病损在胸部者加厚朴；病损在上肢者加桂枝、片姜黄；病损在下肢者加川牛膝、木瓜。有时服药时佐以黄酒、姜汁等送药，加强疗效。

（3）在应用汤剂时，为了消除或减低药物毒性，除去杂质，增加药效，故对于药物的炮制问题，也要予以注意。例如制附片要比生附子毒性减低若干倍；酒全归能更好发挥行血养血作用；土炒白术更善于发挥其健脾燥湿的功能。大凡药物一经正规炮制，临床使用，莫不奏效。

（4）汤剂煎煮，应以砂锅或瓦罐加净水煮药最宜，金属器皿煮药欠佳。因为药物的性味不同，故汤剂煎法、时间、火力各有不同。一般芳香疏解药物气轻力薄，如薄荷、鲜藿香、鲜佩兰、菊花、辛夷等，多煎则使其气味走散，故需后下。又如金石甲壳药物如龙骨、牡蛎、石决明、石膏等，其精华短时不易煎出，故必须先煎。另外如人参、肉桂、藏红花等贵重药材需单煎纯汁，另兑服用。除此以外，用阿胶需烊化，用车前子需单包，诸如此类先煎、后下及另煎等问题，在煎煮汤剂时，也应特别注意。

关于煎药时间、火力大小的问题，原则上发表攻下之剂，应武火速煎时间短，以求气足势猛，药力迅速；但补益之剂宜文火慢煎时间长，以求药味浓厚作用持久。

一般汤剂煎法是将草药放入砂锅中，加入净水适量，浸泡半小时后，煎煮 20～30 分钟，煎到净水量一半左右，过滤取汁，留渣，即第一煎。锅内药渣再加净水少量，煎煮 15～20 分钟，过滤取汁，即第二煎，用同法煮第三煎。为了节省药材，建议每剂汤药可以煎 3 次服 3 次。

（5）汤剂药量：因患者的年龄、病症、体质的不同而有所增减。本书中汤剂处方，一般指成人剂量而言。1 岁以内的婴儿可服 1/10 成人剂量，1～5 岁用 1/4 成人剂量，6～10 岁可用 1/2 成人剂量。

（6）汤剂服法：虚寒证者热服，实证者凉服，一般皮肤病患者多用温服。当汤剂煎出而冷却时，可以把药杯或药碗放入装有热水之器皿中温热再服，不必再行煎煮。

关于汤剂存放问题，最好当日煎，当日服，不宜存放过久，否则药物变质影响疗效。当气候炎热时，为了防止汤药变质，可把煎得汤剂药杯放入冷水中，可保存 1 日左右。

汤剂每日分 2 次（早、晚）或分 3 次（早、午、晚）服用。根据临床经验，病损在上半身者宜饭后服，病损在下半身者宜饭前服，但一般均以距离吃饭 2～3 小时服药为宜。

（二）附方

龙胆泻肝汤加减（《医方集解》方）

【处方】龙胆草9g，青连翘15g，干生地15g，建泽泻6g，车前子12g，淡黄芩9g，生栀子9g，粉丹皮9g，苦木通9g，生甘草9g。

【制法】水煎2～3次。

【服法】日分2～3次温服。

【功能】泻肝胆火，清热，通利除湿。

【主治】湿热性缠腰火丹（带状疱疹）、湿毒疡（亚急性湿疹、传染性湿疹样皮炎、接触性皮炎、脂溢性皮炎）、风湿疡（急性湿疹）、疖等。

【注意事项】忌腥荤及刺激性饮食，孕妇忌用。

苣胜子方（经验方）

【处方】苣胜子9g，黑芝麻9g，桑椹9g，菟丝子12g，何首乌12g，川芎9g，酒全归9g，土炒白术15g，木瓜6g，杭白菊12g，甘草9g。

【制法】水煎2～3次。

【服法】日分2～3次温服。

【功能】养阴益肾，乌须生发，调和气血。

【主治】油风脱发（斑秃或圆形脱发）。

【注意事项】药后少食油腻肥肉。

祛湿健发汤（经验方）

【处方】茯苓块12g，川萆薢15g，猪苓15g，建泽泻9g，炒白术15g，川芎9g，赤石脂12g，白鲜皮15g，桑椹9g，干生地12g，大熟地12g，首乌藤15g，车前子（包煎）9g。

【制法】水煎2～3次。

【服法】日分2～3次，饭后温服。

【功能】健脾祛湿，滋阴固肾，乌须健发。

【主治】发蛀脱发（脂溢性脱发）。

【注意事项】药后少食油腻肥肉。

秦艽牛蒡汤加减（《医宗金鉴·外科心法要决》方）

【处方】秦艽9g，牛蒡子9g，生枳壳6g，犀角9g，蜜炙麻黄3g，黑玄参9g，紫浮萍4.5g，黄芩9g，防风4.5g，大青叶9g，生甘草9g。

当代中医皮肤科临床家丛书（第三辑） 吴绍熙

【制法】水煎 2～3 次。

【服法】日分 2～3 次温服。

【功能】疏风止痒，清热凉血。

【主治】现发性瘔瘟（急性荨麻疹伴有胃肠道症状）。

【注意事项】忌腥荤油腻。

疏风清热饮加减（《医宗金鉴·外科心法要决》方）

【处方】苦参6g，全蝎3g，皂角刺9g，猪牙皂4.5g，芥穗4.5g，金银花12g，白鲜皮12g，黄芩9g，防风4.5g，蝉蜕3g。

【制法】水煎或酒水各半煎之，2～3 次。

【服法】日分 2～3 次热服。

【功能】疏风，清热，止痒。

【主治】面游风（面部脂溢性皮炎）、风癣（单纯糠疹）、顽湿疡（慢性湿疹）。

【注意事项】禁服辛辣、油腻、腥荤食物，孕妇慎服。

清脾除湿饮加减（《医宗金鉴·外科心法要决》方）

【处方】赤苓皮15g，生白术9g，南苍术6g，淡黄芩9g，干生地12g，麦门冬9g，生栀子6g，建泽泻6g，生枳壳9g，灯心草3g，淡竹叶6g，绵茵陈6g，生甘草9g。

【制法】水煎 2～3 次。

【服法】日分 2～3 次温服。

【功能】清脾利湿，通利小便。

【主治】火赤疮（疱疹样皮炎）、湿毒疡（亚急性湿疹等）、水疱湿疡（脓疱疮）。

【注意事项】禁用腥荤、刺激性饮食。

导赤汤加减（钱乙方）

【处方】生地9g，木通3g，竹叶6g，陈皮4.5g，金银花9g，生甘草3g。

【制法】水煎 2～3 次。

【服法】日分 2～3 次温服。

【功能】清热解毒，化滞利水。

【主治】口糜（鹅口疮）、口疮（溃疡性口炎）、奶癣（急性婴儿湿疹）。

【注意事项】忌辛辣厚味。

消风导赤汤加减（《医宗金鉴·外科心法要决》方）

【处方】生地 9g，赤苓皮 6g，白鲜皮 6g，金银花 9g，薄荷 1.5g，木通 3g，黄连 3g，灯心草 1.5g，甘草 3g。

【制法】水煎 2～3 次。

【服法】日分 2～3 次温服，或煎汤代茶饮。1～5 岁小儿可按上方剂量酌减。

【功能】疏风，清热，渗湿，止痒。

【主治】湿热盛奶癣（急性婴儿湿疹）、湿毒疡（亚急性湿疹等）。

【注意事项】忌腥荤厚味。

养血润肤饮加减（《外科证治》方）

【处方】生地 9g，熟地 9g，当归 9g，黄芪 9g，天冬 6g，麦冬 6g，桃仁 6g，红花 6g，天花粉 9g，黄芩 6g，升麻 3g。

【制法】水煎 2～3 次。

【服法】日分 2～3 次温服。

【功能】养血润肤，滋阴生津。

【主治】白疕风（银屑病）。

【注意事项】药后禁食腥荤鱼虾螃蟹，或酸辣椒姜等刺激性饮食。

凉血四物汤（《医宗金鉴·外科心法要决》方）

【处方】生地 12g，当归 12g，川芎 6g，赤芍 6g，赤苓 9g，陈皮 6g，红花 4.5g，生甘草 9g。

【制法】水煎 2～3 次。

【服法】日分 2～3 次温服。

【功能】凉血，消斑，散瘀，化滞。

【主治】酒渣鼻、血风疮（多形红斑、紫癜类疾病）。

【注意事项】禁用辛辣刺激性饮食。

阴蚀第一煎剂（经验方）

【处方】白鲜皮 15g，金银花 15g，青连翘 12g，龙胆草 6g，山栀子 6g，粉丹皮 6g，杭白菊 6g，怀山药 15g，生薏苡仁 12g，生黄柏 9g，木通 6g，滑石 15g，生甘草 6g。

【制法】水煎 2～3 次。

【服法】日分 2～3 次温服。

【功能】清热祛湿，解毒止痒。

【主治】湿热型阴蚀（急性女阴溃疡）。

【注意事项】忌辛辣刺激性饮食。

阴蚀第二煎剂（经验方）

【处方】柴胡 3g，郁金 6g，当归 9g，杭白菊 12g，生黄芪 9g，黄柏 9g，怀山药 9g，薏苡仁 9g，青连翘 9g，白鲜皮 15g，建泽泻 6g，甘草 9g，女贞子 9g。

【制法】水煎 2～3 次。

【服法】日分 2～3 次温服。

【功能】调肝解郁，健脾除湿。

【主治】肝郁型阴蚀（慢性女阴溃疡）。

【注意事项】忌食酸辛、腥荤饮食。

地黄饮子加减（《医宗金鉴·外科心法要诀》方）

【处方】生地 15g，熟地 9g，何首乌 12g，黑玄参 9g，当归 9g，刺蒺藜 12g，粉丹皮 9g，红花 3g，白僵蚕 9g，生甘草 6g。

【制法】水煎 2～3 次。

【服法】日分 2～3 次温服。

【功能】养血润肤，消风止痒。

【主治】血燥型白疕风（银屑病静止期）、瘾疹（皮肤瘙痒症）、老年性顽湿疡（老年性慢性湿疹）、肾囊风（阴囊湿疹）。

【注意事项】酒、椒、姜、葱及辛辣食物慎用。

当归饮子加减（《医宗金鉴·外科心法要诀》方）

【处方】当归 15g，生地 12g，白芍 9g，荆芥 6g，防风 4.5g，黄芪 12g，何首乌 15g，刺蒺藜 12g，甘草 9g。

【制法】水煎 2～3 次。

【服法】日分 2～3 次温服。

【功能】养血润肤，祛风止痒。

【主治】干疥疮（疥疮）、瘾疹（皮肤瘙痒症）、白疕风（银屑病）、陈旧性瘔瘟（慢性荨麻疹）。

【注意事项】忌辛辣刺激食物。

大败毒汤（北京鸿术堂秘方）

【处方】大黄 30g，陈皮 24g，木鳖子 6g，当归 6g，乳香 6g，赤芍 6g，丹皮 6g，金银花 60g，天花粉 18g，蒲公英 30g，芒硝 30g，全蝎 2 个，蜈蚣 2 条，蝉蜕 3g，干蟾 1 个。

【制法】水煎 2～3 次。

【服法】本剂败毒之功峻烈，体壮者每日一剂分做两次服用；体弱者每日半剂分做两次服用。药后腹泻每日 3 次以上者则减量服之。

【功能】清热败毒，祛风除湿，止痒，涤清胃肠。

【主治】湿毒聚疠（湿疹类皮肤病合并感染）、顽湿聚疠（疠病）、白疕风（银屑病）等顽固性皮肤病。

【注意事项】忌腥荤厚味，孕妇忌服。

仙方活命饮加减（《医宗金鉴·外科心法要决》方）

【处方】金银花 15g，赤芍 9g，乳香 6g，天花粉 9g，贝母 9g，白芷 4.5g，陈皮 6g，生地 9g，丹皮 9g，皂角刺 9g，当归尾 6g，甘草节 6g。

【制法】水煎 2～3 次。

【服法】日分 2～3 次温服。

【功能】清热解毒，散瘀消肿，活血止痛，痈疖未成即消，已成即破。

【主治】热毒疖（疖肿）、疔（瘰疽）、毒（淋巴结炎等）、痈、疽（损害深的痈、脓肿）。

【注意事项】忌腥荤及动风之食品。

五味消毒饮加减（《医宗金鉴·外科心法要决》方）

【处方】金银花 15g，野菊花 15g，蒲公英 15g，紫花地丁 15g，紫背天葵 9g。

【制法】水煎 2～3 次。

【服法】日分 2～3 次温服。

【功能】清热解毒。

【主治】疔（瘰疽）、毒（淋巴结炎）、痈、疽（损害深的痈、脓肿）、无名肿毒（下肢慢性丹毒所致象皮肿）。

【注意事项】禁服辛辣厚味。

托里透脓汤加减（《医宗金鉴·外科心法要决》方）

【处方】白人参 6g，白术 9g，生黄芪 15g，蒲公英 15g，白芷 4.5g，炒穿

当代中医皮肤科临床家丛书（第三辑） 吴绍熙

山甲6g，炒皂角刺9g，当归9g，青皮6g，生甘草9g。

【制法】水煎2～3次。

【服法】日分2～3次温服。

【主治】痈、疽（损害深的痈、脓肿）、乳痈（乳腺炎）以及其他肿毒脓成未溃的病变。

【功能】益气内托，透脓止痛。

【注意事项】忌生冷饮食。

阳和汤加减（《外科全生集》方）

【处方】熟地30g，鹿角胶9～15g，白芥子9～15g，肉桂6g，炮姜6g，麻黄6g，黄芪9～15g，炮附子3g，炙甘草9g。

【制法】水煎2～3次。

【服法】日分2～3次热服。

【功能】温经回阳，活血通络，散寒燥湿。

【主治】皮痹疽（硬皮病）、脱疽（血栓性闭塞性脉管炎）、一切阴疽寒疮等症。

【注意事项】凡一切实热之证（急性化脓性皮肤病）禁服，阳盛阴虚体弱患者慎服。

八珍汤加减（《外科准绳》方）

【处方】当归9g，地黄9g，川芎6g，白芍6g，人参3g，茯苓9g，白术9g，甘草9g。

【制法】水煎2～3次，文火慢煎。

【服法】日分2～3次温服。

【功能】补气养血，生肌长肉。

【主治】痈疽溃后、臁疮及阴疽久破、疮口肉芽虚肿。

【注意事项】忌寒凉生冷饮食。

十全大补汤（《太平惠民和剂局方》方）

【处方】当归15g，熟地15g，白芍9g，川芎6g，肉桂3g，白术12g，茯苓12g，黄芪15g，人参3g，炙甘草9g。

【制法】水煎2～3次，文火慢煎。

【服法】日分2～3次温服。

【功能】养阴益阳，大补气血。

【主治】痈疽顽疮久溃不敛、血虚脱发。

【注意事项】忌寒凉生冷饮食。

多皮饮（经验方）

【处方】地骨皮9g，五加皮9g，桑白皮15g，干姜皮6g，大腹皮9g，白鲜皮15g，粉丹皮9g，赤苓皮15g，冬瓜皮15g，扁豆皮15g，川槿皮9g。

【制法】水煎2～3次。

【服法】日分2～3次温服。

【功能】健脾除湿，疏风，调和气血。

【主治】瘖瘟（慢性荨麻疹）

【注意事项】避风，禁食刺激性及腥荤食物。

解毒活血汤（经验方）

【处方】金银花18g，生地12g，丹皮9g，赤芍9g，当归9g，桃仁9g，红花9g，甘草9g。

【制法】水煎2～3次。

【服法】日分2～3次温服。

【功能】清热解毒，活血化瘀。

【主治】瓜藤缠（结节性红斑）、麻风结节红斑反应。

【注意事项】忌辛辣刺激性饮食。

除湿活血汤（经验方）

【处方】茯苓30g，白术9g，车前子（包煎）9g，丹参12g，桃仁9g，红花9g，当归9g，甘草9g。

【制法】水煎2～3次。

【服法】日分2～3次温服。

【功能】健脾除湿，祛瘀消肿。

【主治】麻风斑块浸润。

【注意事项】孕妇忌服。

二、丸剂

（一）引言

（1）中药可制成蜂蜜丸、水丸、米糊丸等。其大小如黍米大、绿豆大、

当代中医皮肤科临床家丛书（第三辑） 吴绍熙

梧桐子大，或3g重、6g重、9g重等。

（2）丸剂是由固定之药味组成，药物全部保留，便于携带及应用。丸者缓也，常用于慢性皮肤病，长期服用以收疗效。或与汤剂交替服用以收效果而不伤胃。但有些丸药则利于急症，如牛黄清心丸、六神丸等。

（3）丸药服法：因丸药种类不同而异。对大蜜丸，如外包蜡皮，则先去除外皮，嚼碎咽下。对小水丸，可吞服。而对米糊丸等较坚硬丸药，则应先将丸药包于布内打碎后再服。服时根据药物及病情不同，用开水、淡盐水、米汤或黄酒送下。

（4）丸剂用量：本书中剂量为成人量，每次6～9g，每日1～2次，可依年龄及病情而定。一般1～5岁小儿可服0.3～1.5g。5～10岁小儿可服1.5～4.5g。六神丸、安宫牛黄丸、化毒丸等则应少服。服药时间可参照汤剂。

（5）丸药之保存宜置于干凉通风之处，最好储于瓷罐中，以防霉烂变质，特别是水丸（片）应注意。

（二）附方

除湿丸（经验方）

【处方】威灵仙、猪苓、栀子仁、黄芩、黄连、连翘、当归尾、泽泻、粉丹皮各30g，紫草、茜草根、赤苓皮各45g，白鲜皮、干生地各60g。

【制法】共研细末，水泛丸，绿豆大。

【服法】每次3～6g，日服两次，温开水送下。

【功能】清热凉血，除湿利水，祛风止痒。

【主治】风湿疡（急性湿疹）、白疕风（银屑病）、奶癣（婴儿湿疹）、面游风（面部脂溢性皮炎）以及血风疮（多形红斑）等。

【注意事项】孕妇慎服，忌腥荤及刺激性食物。

润肤丸（经验方）

【处方】桃仁、红花、熟地、独活、防风、防己各30g，粉丹皮、川芎、全当归各45g，羌活、生地、白鲜皮各60g。

【制法】共研细末，水泛丸，绿豆大。

【服法】每次3～6g，日服两次，温开水送下。

【功能】活血润肤，散风止痒。

【主治】白疕风（银屑病）、蛇皮癣（鱼鳞病）、松皮癣（皮肤淀粉样变）、狐尿刺（毛发红糠疹、维生素A缺乏症、毛发苔藓等毛囊角化性皮肤病）、白屑风（头皮糠疹）、鹅掌风（手癣、手部皲裂性湿疹）。

【注意事项】孕妇慎服。

白疕丸（经验方）

【处方】苍术、白附子、桂枝、当归、西秦艽、追地风、千年健、草乌、威灵仙、川芎、钩藤、菟丝子、川牛膝、何首乌、川乌、知母、栀子、红花各60g，白花蛇30g，苦参、刺蒺藜、小胡麻、苍耳子、防风、黄柏、桃仁、紫草、全蝎、丹皮各120g，荆芥、白鲜皮各180g。

【制法】共研细末，水泛丸，绿豆大。

【服法】每次3～6g，日服两次，温开水送下。

【功能】祛风攻毒，除湿止痒。

【主治】白疕风（银屑病）、癣证（神经性皮炎）、顽湿疡（慢性湿疹）。

【注意事项】忌腥荤油腻饮食，孕妇忌服。

紫云风丸（《疡科选粹》方）

【处方】何首乌120g，五加皮、僵蚕、苦参、当归、全蝎各45g，牛蒡子、羌活、独活、白芷、细辛、生地黄、汉防己、黄连、白芍、蝉蜕、防风、荆芥、苍术各30g。

【制法】共研细末，炼蜜为丸。

【服法】每次6～9g，日服两次，温开水送下。

【功能】疏风止痒，活血润燥。

【主治】癣证（神经性皮炎）、顽湿疡（慢性湿疹）、白疕风（银屑病）、瘾疹（皮肤瘙痒症）。

【注意事项】体弱者慎服，孕妇忌服。

秦艽丸（《医宗金鉴·外科心法要决》方）

【处方】秦艽、苦参、大黄（酒蒸）各30g，黄芪60g，防风、漏芦、黄连各45g，乌蛇肉（酒浸烘干）15g。

【制法】共研细末，炼蜜为丸。

【服法】每次6～9g，日服两次，温开水送下。

【功能】散风止痒，凉血解毒。

【主治】顽湿疡（慢性湿疹）、癣证（神经性皮炎）、瘾疹（皮肤瘙痒症）、流皮漏（寻常性狼疮、颜面粟粒性狼疮、盘状红斑狼疮）。

【注意事项】体弱者慎用，孕妇忌服。

当代中医皮肤科临床家丛书（第三辑） 吴绍熙

白驳丸（长春方）

【处方】紫草、降香、重楼、白药子、白蔹、红花、桃仁各 15g，苍术、龙胆草各 6g，海螵蛸 7.5g，甘草 10.5g，刺蒺藜 22.5g。

【制法】共研细末，水泛丸，绿豆大。

【服法】每次 9g，日服两次，温开水送下。

【功能】散风和血。

【主治】白驳风（白癜风）。

【注意事项】孕妇忌服。

浮萍丸（《医宗金鉴·外科心法要决》方）

【处方】紫背浮萍（洗净）480g。

【制法】研为细末，炼蜜为丸。

【服法】每次 6~9g，日服两次，温开水送下。

【功能】散风祛湿，清热解毒，调和气血。

【主治】油风脱发（圆形脱发）、瘾疹（瘙痒症）、白驳风（白癜风）、痦瘤（荨麻疹）。

【注意事项】忌腥荤、辛辣刺激性食物。

痦瘤丸（片）一号（经验方）

【处方】防风、熟大黄、玄明粉、苦桔梗、川芎、当归尾、薄荷各 9g，荆芥穗、白术各 12g，焦栀子、赤芍、粉甘草、生石膏、滑石块、黄芩、苦参、苍耳子各 15g，麻黄 3g，连翘 30g。

【制法】共研细末，水泛丸或压成片。

【服法】每次 3~9g，日服 2~3 次，温开水送下。

【功能】清热除湿，散风止痒，涤清肠胃。

【主治】现发性痦瘤（急性荨麻疹）、瘾疹（皮肤瘙痒症）。

【注意事项】忌食腥荤油腻，孕妇忌服。

痦瘤丸二号（经验方）

【处方】金银花、连翘、苦桔梗、生地、焦栀子、赤芍、黄精各 9g，蒲公英 18g，粉甘草、薄荷各 3g，玄参、天花粉、白芷各 6g，灯心草 1.5g。

【制法】共研细末，炼蜜为丸，每丸 6g 重。

【服法】每服一丸，日服两次。

【功能】清热解毒，活血疏风。

【主治】陈旧性瘖癗（慢性荨麻疹）、瘾疹（皮肤瘙痒症）。

【注意事项】忌辛辣刺激性食物，孕妇忌服。

抗毒丸（片）（经验方）

【处方】金银花、青连翘、紫花地丁、天花粉各180g，干生地、苦桔梗各150g，大青叶、板蓝根各90g，龙胆草、蒲公英各60g，没药、朱砂、青黛各30g，寒水石45g，黄连15g，冰片、牛黄各4.5g。

【制法】共研细末，水泛丸，绿豆大（或压成片）。

【服法】每次3～15g，日服2～4次，温开水送下。

【功能】清热解毒，凉血止痛。

【主治】痈、疽、疔、毒等阳证（化脓性皮肤病）。

【注意事项】忌腥荤、辛辣及酒类饮食。

化毒丸（原名牛黄化毒丸）（《疮疡经验全书》方）

【处方】牛黄1.2g，琥珀1.5g，血竭、制大黄、雄黄、木香、生生乳各4.5g，没药5.1g，蝉蜕6g，川贝母9g，神曲15g。

【制法】共研细末，神曲糊为丸，绿豆大，朱砂为衣。

【服法】每次二至七丸，日服两次。

【功能】清血解毒，杀虫止痒，消肿止疼。

【主治】流皮漏（寻常性狼疮、颜面粟粒性狼疮、盘状红斑狼疮）、顽湿疡（慢性湿疹）、杨梅结毒（梅毒树胶肿）。

【注意事项】孕妇慎服。

附：生生乳制法

矾石煅炼9g，硝石48g，绿矾石54g，枯矾16.8g，食盐45g，青盐10.5g，按打丹法练成丹后，每两丹兑麝香0.21g，冰片0.21g，朱砂2.7g。以上共研极细面，另用乳香6.6g，加水煮化和粉成丸。每丸重3.3g，蜡封固备用。

二妙丸（散）（朱丹溪方）

【处方】苍术、黄柏各480g。

【制法】共研为细末，水泛丸，滑石为衣，闯亮。

【服法】每次3～9g，日服两次，温开水送下。

【功能】清热燥湿。

【主治】黄水疮（脓疱疮）、脚气疮（下肢湿疹）、臁疮（下肢溃疡）、发内顽湿（头部脂溢性湿疹）、湿疡证（湿疹）、白屑风（头皮糠疹）。

当代中医皮肤科临床家丛书（第三辑） 吴绍熙

【注意事项】忌腥荤及刺激性食物。

防风通圣丸（刘元素方）

【处方】防风、川芎、当归、白芍、大黄、薄荷、麻黄、连翘、芒硝各15g，生石膏、黄芩、桔梗各30g，滑石90g，甘草60g，荆芥穗、栀子、白芷各7.5g。

【制法】共研细末，水泛丸，绿豆大，滑石为衣，闯亮。

【服法】每次3～9g，日服两次，温开水送下。

【功能】清热除湿，散风止痒，通利二便。

【主治】瘄癗（荨麻疹）、风湿疡（急性湿疹）、奶癣（婴儿湿疹）。

【注意事项】孕妇忌服。

龙胆泻肝丸（李东垣方）

【处方】龙胆草、生地、泽泻、柴胡各180g，栀子、黄芩、车前子、甘草、木通、当归各90g。

【制法】共研细末，水泛丸，滑石为衣，闯亮。

【服法】每次9g，日服2次，温开水送下。

【功能】清肝胆二经湿热，通利小水。

【主治】旋耳疮（耳部湿疹）、耳疖、风湿疡（急性湿疹）、湿毒疡（亚急性湿疹、脂溢性湿疹）、缠腰火丹（带状疱疹）。

【注意事项】忌辛辣食物，孕妇慎服。

连翘败毒丸（散）（《证治准绳》方）

【处方】连翘、防风、黄连、苦参、薄荷、当归、荆芥穗、天花粉、生甘草、黄芩、赤芍各1200g，柴胡720g，羌活、黄柏、麻黄各2400g，紫花地丁、大黄各7200g，金银花4800g。

【制法】共研细末，水泛丸，滑石为衣，闯亮。

【服法】每次6～9g，日服两次，温开水送下。

【功能】清热解毒，降火去湿，散风消肿。

【主治】发际疮（毛囊炎）、痱毒（汗腺炎）、诸菜皮肤中毒病（植物－日光性皮炎）。

【注意事项】忌食发物，孕妇忌服。

栀子金花丸（刘河间方）

【处方】栀子、黄芩、大黄各8640g，黄柏、天花粉各4320g，知母

2880g，黄连 360g。

【制法】共研细末，水泛丸，绿豆大。

【服法】每次 6～9g，日服两次，温开水送下。

【功能】泻热润燥，生津止渴，通利大便。

【主治】肺风粉刺（痤疮）、酒渣鼻、热毒疖（疖肿）、口疮（溃疡性口炎）。

【注意事项】忌辛辣食物，孕妇忌服。

搜风顺气丸（《太平圣惠方》方）

【处方】制大黄 15g，大麻仁、郁李仁、山药、车前子、怀牛膝、山茱萸各 90g，菟丝子、防风、独活、槟榔、枳壳各 30g。

【制法】共研细末，炼蜜为小丸，梧桐子大。

【服法】每次 6g，日服两次，温开水送下。

【功能】疏风润肤，通利大便。

【主治】白疕风（银屑病）。

【注意事项】孕妇忌服。

大黄蟅虫丸（《金匮要略》方）

【处方】大黄 75g，蟅虫 30g，甘草 90g，赤芍 120g，干漆（煅）30g，生地 300g，黄芩、桃仁、杏仁、虻虫、水蛭、蛴螬各 60g。

【制法】共研细末，炼蜜为丸，每丸 3g，蜡皮固封。

【服法】每次 1 丸，日服两次，开水送下。

【功能】破血通经，软坚化瘀。

【主治】瓜藤缠（下肢结节性红斑）、锯痕症（瘢痕疙瘩）。

【注意事项】孕妇忌服。

五灵脂丸（经验方）

【处方】五灵脂 1500g。

【制法】研细末，炼蜜为丸，每丸重 3g。

【服法】每次半丸至一丸半，日服两次，温开水送下。

【功能】破血消瘀，软坚化滞。

【主治】锯痕症（瘢痕疙瘩及烧伤后增生性瘢痕）。

【注意事项】体虚及胃肠功能障碍者减量或慎服。

当代中医皮肤科临床家丛书（第三辑） 吴绍熙

犀黄丸（西黄丸）（《外科全生集》方）

【处方】牛黄 0.9g，没药（炙）、乳香（炙）各 30g，麝香 4.5g。

【制法】将牛黄、麝香共研至极细，乳香、没药共研细末，过箩。将上列药粉混合均匀。每料用黄米面 21g 打糊为小水丸，阴干。

【服法】每次 3~6g，日服两次，温黄酒或温开水送下。按症状酌情增减，服时用布包打碎。

【功能】解毒止痛，清热软坚，活血散瘀。

【主治】瓜藤缠（结节性红斑）、疔、毒、疖、痈、乳岩（乳腺癌）、瘰疬（淋巴结结核）。

【注意事项】孕妇忌服。

醒消丸（《太平惠民和剂局方》方）

【处方】乳香（炙）、没药（炙）各 30g，雄精 15g，麝香 4.5g。

【制法】将乳香、没药、雄精另研细粉，过箩。麝香另研极细，陆续与上列细粉混合均匀。每两用黄米面 9g 打糊为小丸，阴干。

【服法】每次 3~6g，日服两次，温黄酒或温开水送下。按症状酌情增减。服时用布包打碎。

【功能】消肿止痛，软坚化瘀。

【主治】瓜藤缠（结节性红斑）、锯痕症（瘢痕疙瘩）、火赤疮（疱疹样皮炎）、粉刺聚瘤（聚合性痤疮）以及瘰疬（淋巴结结核）、乳痈（乳腺炎）等。

【注意事项】孕妇忌服。

六神丸（雷氏方）

【处方】麝香、珍珠、牛黄、朱砂、百草霜各 30g，蟾酥 36g。

【制法】共研细末，水泛丸，小芥子大，百草霜为衣，每分约作 100 粒。

【服法】每次 10 粒，每日两次，温开水送下或口内噙化。

【功能】解毒降火，止痛消肿。

【主治】口疮、乳蛾（扁桃腺炎）、咽峡炎、多发疔肿、疔、毒。

【注意事项】孕妇忌服。

全鹿丸（《景岳全书》方）

【处方】鹿茸 120g，鹿胶 240g，鹿鞭 90g，鹿尾 1 条（约 60g），鹿肉（带骨）9600g，杜仲、补骨脂、生地、楮实子、巴戟天、川芎、当归、熟地、苁蓉、山药、五味子、人参、秋石、续断、甘草、覆盆子、白术、橘皮各480g，川椒、小茴香、沉香、大青盐各240g。

【制法】共研细末，炼蜜为丸。

【服法】每次3～9g，日服两次。

【功能】大补气血，滋补强壮，固精益肾。

【主治】身体衰弱、遗精盗汗、阴疮久溃、虚证脱发（重症后脱发）。

【注意事项】忌寒冷食物。

逍遥丸（散）（《太平惠民和剂局方》方）

【处方】柴胡、当归、白芍、白术、茯苓各3000g，甘草2400g，薄荷600g，丹皮、栀子（炒）各4500g。

【制法】每次9g，日服两次，温开水或姜汤送下。

【功能】疏肝解郁，调和气血。

【主治】白驳风（白癜风）、黧黑斑（颜面色素沉着斑）、瓜藤缠（结节性红斑）。

【注意事项】忌抑郁过度、孕妇慎服。

六味地黄丸（钱乙方）

【处方】熟地24g，山茱萸、山药各12g，泽泻、丹皮、茯苓各9g。

【制法】共研细末，炼蜜为丸，梧桐子大。

【服法】每次9g，日服两次，温开水或淡盐水送下。

【功能】滋阴补肾，生津止渴。

【主治】体弱肾虚、黧黑斑（颜面色素沉着斑）、腰膝痿软、遗精虚热。

【注意事项】忌食寒凉食物。

地黄饮子丸（片）（刘河间方）

【处方】熟地、山茱萸、黑附子、肉桂、巴戟天、淡苁蓉、麦冬、五味子、羌活、独活、金石斛、云茯苓、炙远志、石菖蒲、怀牛膝、川乌、草乌、鹿角胶各30g。

【制法】共研细末，水泛为丸或压片。

【服法】每次6g，日服2～3次，姜枣汤或开水送下。

【功能】滋阴养肝，交通心肾，强筋壮骨。

【主治】足痹（脊髓痨）、肾子疽（附睾结核）、黧黑斑（颜面色素沉着斑）。

【注意事项】忌寒凉饮食、实热之证禁用。

当代中医皮肤科临床家丛书（第三辑） 吴绍熙

止痒丸（经验方）

【处方】桑枝、地龙、全蝎、白鲜皮、丹参各等份。

【制法】共研细末，水泛为丸。

【服法】每次6~9g，日服两次，温开水送下。

【功能】通络活血，疏风止痒。

【主治】瘾疹（皮肤瘙痒症）、癣证（神经性皮炎）、痞瘤（荨麻疹）等瘙痒性皮肤病。

【注意事项】忌辛辣刺激性食物。

皮肤活血丸（《医林改错》方）

【处方】川芎、赤芍各30g，桃仁、红花各90g，生姜（切碎）90g，大葱（切碎）3根，麝香1.5g，大枣（去核）70个。

【制法】枣糊为丸或炼蜜为丸，9g重。

【服法】每次1丸，日服两次，温开水送下。

【功能】通窍活血。

【主治】白驳风（白癜风）、黧黑斑（肝斑等）、酒渣鼻。

【注意事项】孕妇忌服。

软皮丸（经验方）

【处方】川芎、炮姜、桂枝、丹参、桃仁、当归各等份。

【制法】共研细末，炼蜜为丸，9g重。

【服法】每次1丸，日服两次。

【功能】通阳理气，活血化瘀。

【主治】皮痹疽（硬皮病）、锯痕症（瘢痕疙瘩）、脱疽（血栓闭塞性脉管炎）。

【注意事项】孕妇忌服。

白癜丸（经验方）

【处方】刺蒺藜14.4kg，沙蒺藜9.6kg，紫丹参、鸡血藤各12kg。

【制法】共研细末，水泛为丸，绿豆大。

【服法】每次3~9g，日服两次。

【功能】活血疏风。

【主治】白驳风（白癜风）。

【注意事项】孕妇忌服。

三、散剂

（一）引言

（1）散剂即粉剂，是将药粉研成细粉做成的。根据研粉的方法又可分为分研、合研、陆续配研等方法。一般都用合研。但带黏性的药物如乳香、没药、血竭、琥珀、松香、孩儿茶等，或挥发性强的药物如麝香、冰片、薄荷脑、樟脑等，或较贵重的药物如犀角、羚羊角、珍珠、熊胆、牛黄等都用分研方法。陆续配研是因处方中含有少量贵重药或其他必须分研的药物时才用，方法是将需要配研的药物分研后，置入钵内，然后加入等量的其他药物同研，陆续加入到全部混合均匀为止。

（2）散剂用于内服，药效比丸剂快。亦可作吸入药，或外撒疮面及外涂皮损。亦常掺入其他外用药内使用。

（3）散剂应贮藏在密闭瓶内或瓷罐中，放在干燥避光处，以免走味失效。

（二）附方

荆防败毒散（《证治准绳》方加减）

【处方】荆芥、防风、羌活、独活、柴胡、前胡、川芎、桔梗、枳壳、茯苓各30g，甘草15g。

【制法】共研细粉。

【服法】每次3～9g，日服两次，温开水送下。

【功能】疏风解表，解毒消肿。

【主治】瘖癗（荨麻疹）、顽湿疡（慢性湿疹）、痈毒初起。

【注意事项】凡阴虚表虚体弱者慎服。

赛金化毒散（翁仲仁痘疹玉髓金镜方）

【处方】乳香、没药、贝母、黄连、雄黄各60g，天花粉、大黄、赤芍各120g，甘草45g，冰片15g，牛黄12g。

【制法】共研细粉，小瓶装，每瓶重1.5g。

【服法】每次0.6～1.5g，日服2～3次，温开水送下。小儿减半服。

【功能】清热解毒，消肿止痛。

【主治】黄水疮（脓疱疮）、发际疮（毛囊炎）、毒（丹毒）、痈、奶癣（婴儿湿疹）、痄腮（急性腮腺炎）。

【注意事项】孕妇忌服，阴虚体弱者慎服。

当代中医皮肤科临床家丛书（第三辑）　吴绍熙

顽疼散（经验方）

【处方】生半夏、生南星、生川乌、生草乌、闹羊花各1.8g，荜茇、川椒、胡椒各3g。

【制法】共研极细末。

【服法】每次0.15g，日服两次，黄酒或温开水送下。

【功能】定痛，止痒。

【主治】各种顽痛或瘙痒，脱疽（血栓闭塞性脉管炎）。

【注意事项】孕妇忌服。

西瓜霜（《疡医大全》方）

【处方】西瓜霜600g，冰片1.8g。

【制法】用黄泥盆一个，将西瓜一个放入盆内，把瓜盖切下以火硝装满，仍将瓜盖盖好，用竹签固定。再用泥盆一个合盖之，外以纸条和泥将盆缝封固，放在阴暗处。经过数日，盆外即有白霜吐出，以鹅毛扫下，仍将盆置阴暗处，再吐再扫，以盆外无霜为止。其所得白霜即西瓜霜，再合冰片备用。

【服法】每次0.3g，分两次吹入口内。

【功能】消肿止痛。

【主治】口舌生疮、咽喉肿痛。

【注意事项】忌服鱼虾酒肉等饮食。

参苓白术散（丸）（《太平惠民和剂局方》方）

【处方】人参、茯苓、白术、山药、甘草各960g，白扁豆720g，莲子、桔梗、砂仁、薏苡仁各480g。

【制法】共研极细粉，或水泛为丸。

【服法】每次9g，日服两次，姜汤或温开水送下。

【功能】健脾和胃，补中益气，渗湿止泻。

【主治】手足湿气症（汗疱疹）、食欲不振、倦怠无力、慢性腹泻、下肢浮肿。

【注意事项】忌生冷饮食。

安宫牛黄散（《温病条辨》方）

【处方】黄郁金、生栀子、黄芩、黄连、牛黄、朱砂粉、犀角粉、明雄黄各30g，珍珠（豆腐制）15g，冰片、麝香各7.5g。

【制法】前4味共研细和匀，过箩，每12g细粉兑细料7味如上，和匀装瓶。

【服法】每次 1.2g，温开水送下，小儿每服 0.6g。

【功能】解热祛毒，通窍镇静。

【主治】痈疔毒邪内陷、湿毒疡热盛冲内、毒（丹毒）、血风疮（多形红斑）。

【注意事项】孕妇忌服，忌食腥荤油腻及动风食物。

四、膏剂

（一）引言

（1）膏剂有内服、外用之分，内服膏剂亦称膏滋，是将药物用水煎汁，浓缩成黏稠状半固体（即流浸膏），外用膏剂后述。

（2）膏剂一般制法：将药物捣碎为粗末，用净水浸泡 8 小时，每 480g 干燥草药加净水 5L，以文火煎煮 3~4 小时。制时可按此比例倍增草药与净水分量，分次煎汁，过滤去渣，再浓缩到不渗纸为度。一般膏剂中多加入适量的蔗糖、冰糖或蜂蜜以利保存，并有矫味润肠之功。

（3）膏剂的用量：成人每次 6~15g，日服两次，以开水冲服，小儿酌情减量。

（4）膏剂应保存于瓷器或搪瓷器皿中，置冷暗处或冰箱内，以防发霉变质。如服膏剂后大便变稀，宜酌情减量。

（二）附方

白术膏（经验方）

【处方】白术 4.8kg。

【制法】将净水 48L 煮白术 4.8kg，6~7 小时煎煮成汁，过滤浓缩成膏1500g，加 900~1500g 蜜备用。

【服法】每次 6~9g，日服两次，开水冲服。

【功能】健脾祛湿。

【主治】顽湿疡（慢性湿疹）、臁疮（下肢慢性溃疡）、脚气疮（下肢湿疹）、手足湿气证（汗疱疹）及湿疡证（湿疹）均可服用。

【注意事项】忌寒凉饮食。

苍术膏（经验方）

【处方】苍术 4.8kg。

当代中医皮肤科临床家丛书（第三辑）　吴绍熙

【制法】将净水 48L 煮苍术 4.8kg，6～7 小时煎煮成汁，过滤浓缩成膏 1500g，加蜜等量备用。

【服法】每次 6～9g，日服两次，开水冲服。

【功能】健脾燥湿，平胃和中。

【主治】顽湿疡（慢性湿疹）、臁疮（下肢慢性溃疡）、脚气疮（下肢湿疹）、手足湿气症（汗疱疹）。

【注意事项】忌寒凉饮食。

苍耳膏（《医宗金鉴·外科心法要决》方）

【处方】鲜苍耳全草一味，洗净，4.8kg。

【制法】将苍耳全草加水 38.4L 煮汁 3 小时去渣，浓缩成膏，每 300g 苍耳草药液浓缩成膏 90g，再加入等量蜂蜜，混匀贮存备用。

【服法】每次 6～15g，日服两次，开水冲服。

【功能】祛风除湿。

【主治】白驳风（白癜风）、汗斑（汗斑）、白疕风（银屑病）、痦瘰（荨麻疹）、风湿疡（急性湿疹）、鼻渊（慢性鼻炎、鼻窦炎）。

蓼花膏（经验方）

【处方】鲜白蓼花纯花一味，洗净，4.8kg。

【制法】白蓼花 4.8kg 加净水 38.4L，煎煮 3 小时后，过滤取汁，再浓缩至 1500g 成膏，加入等量蜂蜜，贮存备用。

【服法】每次 6～9g，日服两次，开水冲服。

【功能】祛风活血。

【主治】白驳风（白癜风）、女阴白斑、汗斑、黧黑斑（面部色素沉着）。

【注意事项】忌寒冷食物。

马齿苋膏（《医宗金鉴·外科心法要决》方）

【处方】鲜马齿苋一味，洗净，4.8kg。

【制法】用净水 38.4L 煎煮马齿苋 4.8kg，3 小时后过滤，再浓缩至 1500g 成膏，兑入等量蜂蜜混匀，贮存备用。

【服法】每次 6～9g，日服两次，开水冲服。

【功能】清热解毒，消肿止痛，凉血散风。

【主治】暑令小疖（汗腺炎）、热毒疖（疖肿）。内服外敷均可。

败酱草膏（经验方）

【处方】鲜败酱草一味，4.8kg。

【制法】用净水38.4L煎煮败酱草4.8kg，3小时后过滤，再浓缩至1500g成膏，兑入等量蜂蜜混匀，贮存备用。

【服法】每次6～9g，日服两次，开水冲服。

【功能】解毒清热，除湿消肿。

【主治】发际疮（毛囊炎）、热毒疖（疖）等化脓性皮肤病。内服外敷均可。

【注意事项】忌辛辣饮食。

黄芪膏（经验方）

【处方】黄芪一味，4.8kg。

【制法】黄芪4.8kg加水38.4L，煎煮6～7个小时后，过滤取汁，浓缩至1500g，加入等量蜂蜜，混匀贮存备用。

【服法】每次6～9g，日服两次，开水冲服。

【功能】补中益气，固卫调营，托里生肌。

【主治】痈疽溃后不愈、寒疮脓毒不尽、臁疮（下肢慢性溃疡）、蛇皮癣（鱼鳞癣）。

【注意事项】忌寒冷饮食。

固老膏（《证治准绳》方）

【处方】甘草一味洗净，4.8kg。

【制法】甘草4.8kg加水38.4L，煎煮6～7小时后，过滤取汁，浓缩至1500g，加入等量蜂蜜，混匀贮存备用。

【服法】每次6～9g，日服两次，开水冲服。

【功能】清热解毒，逐瘀消肿，调和气血。

【主治】湿毒疡（亚急性湿疹、接触性皮炎、脂溢性皮炎）、瓜藤缠（下肢结节性红斑）、疖、痈、血风疮（多形红斑）、火赤疮（疱疹样皮炎）。

【注意事项】忌辛辣饮食。

五、丹剂

（一）引言

（1）丹剂是一种综合性制剂，所以剂型不完全一致，临床常用的有丸剂、散剂、锭剂等。

当代中医皮肤科临床家丛书（第三辑）　吴绍熙

（2）丹剂多为化学方法制成，亦有用物理混合法而成。常用的制法为升华法、熔煅法、混合法等。

（3）丹剂含意有红色之意，也有火炼制作方法之含意，正如文献所云"赤之以为丹，丹者赤也""今以火炼色赤者为丹，非炼者为丸"。

（4）丹剂的应用可分内服和外用两种，内服者如天王补心丹、五福化毒丹；外用者如红升丹、白降丹等。内服丹剂用法与丸剂、散剂相同。

（5）丹剂的保存：凡以火炼制丹药物应密闭存放，勿令吸潮。白粉霜、轻粉类应避光暗藏。其他丹剂可按性质，分别照丸散类贮存。

（二）附方

斩痒丹（经验方）

【处方】人参240g，苦参480g（以酒浆、姜汁各浸泡一日，晾干），白僵蚕45g，白蒺藜、石南枝、没药、乳香（去油）、红花各60g，甘草15g，玳瑁120g。

【制法】以上药物共研细末，炼蜜为丸，绿豆大。

【服法】每次30~60粒，日服1~2次，黄酒或温开水送下。

【功能】调和阴阳，益气活血，止痒定痛，除湿解毒。

【主治】年长瘾疹（老年性皮肤瘙痒症）、顽湿疡（慢性湿疹）。

【注意事项】孕妇慎服。

痒疡立效丹（原名痒毒神庙丹）（《外科名隐集》方）

【处方】麻黄24g，蜈蚣2条焙干，干姜15g，南星9g，肉桂6g，蟾酥0.9g。

【制法】上药共研细末。

【服法】每次0.3~0.9g，日服两次，装入胶囊白开水送下。

【功能】散风止痒。

【主治】瘾癗（荨麻疹）、顽湿疡（慢性湿疹）、瘾疹（皮肤瘙痒症）。

【注意事项】有急慢性肠胃病者、孕妇及体弱者禁服。

神应养真丹（刘河间方）

【处方】羌活、木瓜、天麻、白芍、当归、熟地（酒浸）、川芎、菟丝子各60g。

【制法】用地黄膏加蜂蜜制丸，梧桐子大。或上药共研细末，水泛为丸。

【服法】每次6~9g，日服两次，温开水送下。

【功能】养血生发，祛风益阴。

【主治】油风脱发（圆形脱发）、发蛀脱发（脂溢性脱发）。

【注意事项】药后慎寒凉饮食。

灭毒丹（经验方）

【处方】白花蛇（酥）4寸，金头蜈蚣（煅）2条，全蝎（酒浸制后除头、足）4个，露蜂房1个，龟甲30g，雄黄、飞黄丹各3g，辰砂、槐花米、雨前细茶、儿茶各1.5g，麝香0.9g。

【制法】共研细末，以黄米饭为丸，绿豆大，朱砂为衣。

【服法】成人体壮者每次5~10粒，日服两次，白水送下。体弱者酌减。

【功能】疏风止痒，凉血解毒。

【主治】流皮漏（寻常狼疮）、顽湿疡（慢性湿疹）、顽固性久治不愈之皮肤病、杨梅疮（梅毒）。

【注意事项】孕妇禁服、胃弱者慎服。

五福化毒丹（《太平惠民和剂局方》）

【处方】桔梗、生地、牛蒡子、赤芍各1500g，玄参、甘草、连翘各1800g，青黛600g，芒硝、黄连各150g。

【制法】共研细末，炼蜜为丸，每丸重3g。

【服法】每服一丸，日服两次。小儿酌减。

【功能】清热解毒，化滞去湿，通利大便。

【主治】口糜（鹅口疮）、奶癣（婴儿湿疹）、痱毒（汗腺炎、汗腺周围炎）、黄水疮（脓疱疮）、水疱顽湿（丘疹性荨麻疹）。

【注意事项】体弱、腹泻者慎用。

小金丹（《外科全生集》方）

【处方】白胶香（煎膏）、制草乌、五灵脂、地龙肉、木鳖各45g，乳香、没药、当归各22.5g，香墨3.6g。以上9味，共研细粉，过筛，每296.1g细粉兑麝香9g。

【制法】共研细末，用面粉90g打糊为丸，重0.6g。

【服法】每次3丸，日服1~2次，黄酒或白开水送下。服时布包打碎。

【功能】活血理气，消肿止痛，软坚内消。

【主治】瘰疬（淋巴结结核）、鱼口（横痃）、乳核（乳腺肿物）、结核（皮下肿物）。

【注意事项】勿生冷饮食，孕妇禁服。

梅花点舌丹（《外科全生集》方）

【处方】乳香、没药、硼砂、雄黄、血竭、葶苈子、朱砂各900g，沉香450g，生石决明540g，蟾酥1800g，白梅花4500g。共研细末，每料加入牛黄450g、冰片450g、麝香、珍珠各270g。

【制法】诸药和匀，用熊胆270g煎汤，打成小丸。每0.6g做600粒，方内朱砂为衣。

【服法】每次3~5粒，日服两次，黄酒或温开水送下。嚼碎舌有麻感服效佳。

【功能】解毒，消肿，止痛，托疗。

【主治】疗毒起线（淋巴管炎）、发（蜂窝织炎）、疗毒走黄、毒气攻心（败毒症）。

【注意事项】孕妇忌服，忌腥荤饮食。

紫雪丹（《太平惠民和剂局方》方）

【处方】寒水石、磁石、生石膏、滑石各1440g，青木香、沉香各150g，玄参、升麻各480g，公丁香30g，甘草240g，玄明粉4800g，火硝960g，羚羊角、犀角各1.8g，麝香9g，朱砂45g。

【制法】前4味药捣碎水煮两日后，滤清去渣。入青木香、沉香、公丁香、玄参、升麻和甘草煎煮一日，滤清凝成膏状。再入玄明粉、火硝混匀阴干。前药每180g兑入羚羊角粉1.8g、犀角粉1.8g、麝香粉9g、朱砂粉45g即成。

【服法】每次1.5~3g，温开水送下。

【功能】清热降火，安神解毒，通利大便。

【主治】邪热过度、疗毒痈疖、口舌生疮。

【注意事项】禁食油腻厚味，孕妇忌服。

琥珀黑龙丹（《外科正宗》方）

【处方】琥珀30g，血竭60g，京墨、五灵脂（炒）、海带、海藻、南星（炒）各15g，木香9g，麝香3g。

【制法】共研细末，炼蜜为丸，每丸重6g。

【服法】每次一丸，日服两次，温开水或黄酒送下。

【功能】破瘀软坚，消肿止痛。

【主治】锯痕症（瘢痕疙瘩）、结核（皮下肿物）。

【注意事项】孕妇忌服。

七宝美髯丹（《本草纲目》引《积善堂方》方）

【处方】赤白何首乌（大者）各480g，牛膝、当归身（酒洗）、补骨脂、赤茯苓、菟丝子各240g。

【制法】将何首乌用米泔水浸一昼夜，去粗皮用黑豆铺甑中一层。每铺豆一层，铺牛膝一层，铺首乌一层，重叠铺上，用豆覆之。加温，以豆熟为度，去豆晒干，如此7次可用。每次须换黑豆。取出首乌与其他药共研细末，炼蜜为丸，如梧桐子大。

【服法】补血强身，滋阴益肾，乌须生发。

【主治】油风脱发（圆形脱发）、发蛀脱发（脂溢性脱发）、虚性脱发。

【注意事项】孕妇忌服。

柏子养心丹（《证治准绳》方）

【处方】柏子仁、酸枣仁、人参、五味子、远志、肉桂（去粗皮）各7.5g，黄芪、川芎、当归、半夏曲各30g，茯苓60g，甘草3g。

【制法】共研细末，炼蜜为丸，朱砂为衣。

【服法】每次9g，日服两次，温开水送下。

【功能】补益气血，强心安神。

【主治】心血亏损、睡眠不稳（失眠）、虚性脱发。

【注意事项】服药后忌用辛辣、烟酒等。

局方至宝丹（《太平惠民和剂局方》方）

【处方】犀角、朱砂、雄黄、玳瑁各30g，麝香、冰片各3g，牛黄15g，白胶香45g，金银箔各50片。

【制法】共研细末，炼蜜为丸，每丸重3g，蜡皮封固。

【服法】每服一丸，温开水送下。

【功能】清热解毒，镇静安神。

【主治】痈疽毒热过盛、疔毒走黄（败血症）。

【注意事项】孕妇禁服。

六、锭剂

（一）引言

（1）锭剂是用药粉加入适当的粘合剂如糯米等物所制成的块状药剂。

当代中医皮肤科临床家丛书（第三辑） 吴绍熙

（2）锭剂制法可分为捏合法、模制法、机压法三种，根据临症应用的不同要求，通常有方形、长方形、圆形、梭形不等。

（3）各种制法所制成的锭剂，皆须干燥贮存。

（4）锭制便于携带，又能久存，如遇中暑、头晕、蜂螫、虫咬，随时水调内服、外敷。并因药味芳香能除汗避秽。

（二）附方

蟾酥锭（经验方）

【处方】朱砂、雄黄各240g，蟾酥（酒化为锭）60g，麝香1.5g，蜗牛（活的最好）120g，冰片3g。

【制法】共研细末，过箩，用烧酒或牛乳化方内蟾酥打糊为锭，每锭干重3g。方内部分朱砂为衣。

【用法】醋研浓汁涂敷患处，亦可内服，每次0.6g。

【功能】解毒消肿，活血止痛。

【主治】疔毒起线（淋巴管炎）、手指疔毒（瘭疽）等及蝎螫、虫咬、轻度烫火伤。

【注意事项】孕妇忌服、汞过敏者慎用。

紫金锭（别名玉枢丹）（内府方）

【处方】山慈菇60g，五倍子、千金子霜各30g，红芽大戟45g，以上4味共研细粉，加入朱砂、麝香、雄黄各9g。

【制法】上药和匀，用糯米粉192g打糊为锭，每锭干重3g。

【用法】每次1.5g，日服两次，温开水送下。亦可外用，以醋研浓汁外敷患处。

【功能】消痈肿，解诸痛。

【主治】诸疮肿痛、蝎螫虫咬。

【注意事项】孕妇禁用。

七、酒剂

（一）引言

（1）酒剂古称醪药，为白酒浸泡药物后所得之浸出液，故亦称药酒。

（2）酒剂制法分冷浸与热浸两种。冷浸即将药物粗末放入坛中兑入适量白酒浸泡、封好，每日搅拌一次，经过7～14日，取上澄清液即可应用。热浸即将药物与白酒相混放入坛中密封，隔水用文火徐徐加热，使温度保持在40℃左右，经过3～7日，离火冷却，过滤备用。

（3）酒本身具有散寒滞、开郁结、消饮食、通经络、调荣卫等作用，再加入不同功能的药味，故其种类很多。临症常用的有滋补药酒，抗风湿药酒，调经药酒、治跌伤药酒等。在皮肤科临床上，酒剂多用于慢性皮肤病，大凡湿热实证等急性皮肤病则应慎用或禁用。

（4）酒剂具有一定防腐力，容易保存。内服吸收快、奏效速为其优点。

（二）附方

杜仲酒（经验方）

【处方】杜仲60g，40度白酒300g。

【制法】杜仲与白酒浸泡7昼夜，过滤去渣，贮存阴暗处备用。

【用法】每日3～9g，日服两次。

【功能】除下焦湿热、养肝益肾、降低血压。

【主治】顽湿疡（慢性湿疹）、瘾疹（皮肤瘙痒症），对高血压病、头晕、失眠、腰膝腿痛亦有效。

【注意事项】急性皮肤病及血压过低者忌用或慎用。

五味子酒（经验方）

【处方】五味子60g，40度白酒300g。

【制法】五味子与白酒相混，浸泡7昼夜，过滤去渣备用。

【用法】每次3～9g，日服两次。

【功能】养阴补肾，清肺降火。

【主治】虚性脱发、油风脱发（圆形脱发）、发蛀脱发（脂溢性脱发）、瘾疹（皮肤瘙痒症）、癣证（神经性皮炎）、心肾不交之症（神经衰弱）。

【注意事项】脾胃虚弱者勿用或慎用。

五加皮酒（《太平圣惠方》）

【处方】五加皮、熟地、蛇床子、丹参、干姜、杜仲（炙微黄）各90g，地骨皮60g，钟乳石120g，天门冬30g。

【制法】上药除熟地、天冬切碎外，余药共研粗末，用生绢布盛，用好高粱酒7200g浸泡7天后滤清，然后加冰糖720g（溶化）。

【用法】每次3～9g，日服两次，温服。

当代中医皮肤科临床家丛书（第三辑）

吴绍熙

【功能】补肾填精。

【主治】脱疽（血栓闭塞性脉管炎）、风湿性关节不利（风湿性关节炎）、白疕性关节不利（银屑病关节炎）。

【注意事项】忌寒凉食物。

第二节　外治疗法

古代历来十分重视外治法。如《外科精义》曰："夫疮肿之生于外者，由热毒之气蕴结于内也，盖肿于外，有生头者，有漫肿者，有皮厚者，有皮薄者，有毒气深者，有毒气浅者，有宜用温药贴熁者，有宜用凉药贴熁者，有可以干换其药熁者，有可以湿换其药者，深浅不同，用药亦异，是以不可不辨也。"又曰："夫渍疮肿之法，宣通行表，发散邪气，使疮内消也。盖汤水有荡涤之功，……此谓疏导腠理，通调血脉，使无凝滞也。且如药二两，用水二升为则，煎取一升半，以净帛或新棉蘸药水，稍热其患处，渐渐喜淋浴之。"外治法广义而言，是除内服药物治疗以外的一切治疗方法，通常分为外用散剂（药粉）、外用膏剂（软膏）、膏药、药油、外用酒剂、洗药、药醋、熏药、药线等。

一、外用散剂（药粉）

（一）引言

（1）外用散剂是外用药基本剂型之一，由植物药、矿物药、动物药三方面来源所制成。可用一味药制成单方药粉，或用多味药物组成附方药粉。

（2）药粉的制法：经用研碾、水飞、炼、煅、炙、烧等方法制成粉后，再过细箩。

（3）药粉的用法：①可以直接撒扑在皮损或疮面上。②可用鲜姜、鲜芦荟、茄蒂、黄瓜尾等蘸药粉外擦。或鲜马齿苋、鲜豆芽菜捣烂与药粉混合外用。③可用蜂蜜水、红糖水、乳汁或清水、米醋调药外用。④可用植物油调拌成糊膏，或用白蜡、凡士林调成软膏等不同剂型外用。

（4）药粉除本身具有干燥收敛作用外，由于药物组成不同尚有清热解毒、活血化瘀、化腐生肌、除湿止痒等功能。

（5）药粉易于保存，携带方便。

（二）附方

去湿药粉（经验方）

【处方】川黄连 24g，川黄柏 240g，黄芩 144g，槟榔 96g。

【制法】共研极细末，置于干燥处备用。

【用法】直接撒扑、用植物油调外用或配制成软膏。一般丘疹、少量渗出皮损可直接撒扑或鲜芦荟蘸粉外擦，流水多或脓液多者可用油调外用，干燥脱屑皮损则可用药粉配成软膏外用。

【功能】清热，除湿，解毒，收干，止痒。

【主治】风湿疡（急性湿疹）、湿毒疡（亚急性湿疹、接触性皮炎）、黄水疮（脓疱疮）、奶癣（婴儿湿疹）。

【注意事项】对溃疡疮面、阴疮禁用。

粉色干燥药粉（经验方）

【处方】樟丹 180g，五倍子 240g，枯矾、上官粉、轻粉各 120g。

【制法】共研细末，过细箩收粉备用。

【用法】常与其他药粉合用。撒扑或油调糊剂。常用量为 5%～20%。

【功能】祛湿，收干，固皮，止痒。

【主治】湿疡证（湿疹）、癣证（神经性皮炎）、秃疮（头癣）。

【注意事项】本药粉具有一定刺激性，凡急性炎性皮肤病、溃烂疮面及黏膜损害慎用。

三黄粉（经验方）

【处方】雄黄、硫黄、密陀僧、朱砂各 6g，雌黄 1.5g，白附子 15g，麝香 0.9g，冰片 0.9g，白及 9g。

【制法】共研细粉，其中麝香、朱砂、冰片最后兑入，研匀后装瓶，密闭收贮。

【用法】多单独使用，以生姜、茄蒂蘸药外擦。

【功能】和营血，生毛发，消斑痣。

【主治】白驳风（白癜风），以茄蒂蘸擦；油风脱发（圆形脱发），以生姜蘸擦；黧黑斑（面部色素沉着），以牛乳或蜂蜜调药外用。

【注意事项】肉芽溃疡面禁用。此药慎用勿入口中。

当代中医皮肤科临床家丛书（第三辑）　吴绍熙

止痒药粉（经验方）

【处方】老松香、官药、枯矾、炉甘石各30g，乳香60g，轻粉、密陀僧各15g，冰片6g。

【制法】共研细末。

【用法】外扑、油调外用。亦可配成5%～20%软膏外用。

【功能】去湿收干，杀虫止痒。

【主治】湿疡证（湿疹）、癣证（神经性皮炎）、瘾疹（皮肤瘙痒症）。

【注意事项】本药粉有一定刺激性，急性炎性皮肤病、疮面、黏膜皮损慎用。

雄黄解毒散（《证治准绳》方）

【处方】雄黄、寒水石各30g，生白矾120g。

【制法】共研细末。

【用法】可单独外用，或与他药混匀用植物油调上，亦可加入酒剂或软膏中外用。常用量为5%～20%。

【功能】清热解毒，杀虫止痒。

【主治】顽湿疡（慢性湿疹）、发际疮（毛囊炎）、湿毒疡（脂溢性湿疹）以及蚊虫咬伤等皮损。

【注意事项】疖、痈破后新鲜疮面勿用。

粉霜神丹（《疮疡经验全书》方）

【处方】白粉霜、人参、甘草、轻粉、丹砂、槐米各3g，煅石膏6g，冰片0.9g。

【制法】共研细末。

【用法】常兑入其他药粉或药膏外用，或用在酒剂中。

【功能】收干解毒，止痒定痛。

【主治】顽湿疡（慢性湿疹）、癣证（神经性皮炎）、顽湿聚结（结节性痒疹）、顽疮（慢性溃疡）。

【注意事项】此药很少单独使用，肉芽疮面勿用。

腋臭散（经验方）

【处方】密陀僧240g，枯矾60g。

【制法】共研细末。

【用法】药粉干扑。

【功能】止汗液，除臭味。

【主治】腋臭、汗手、汗脚。

【注意事项】勿入口。

青黛散（经验方）

【处方】青黛粉、黄柏粉各15g，滑石粉60g。

【制法】共研细末。

【用法】直接撒扑外用。

【功能】收干止痒，清热定痛。

【主治】黄水疮（脓疱疮）、风湿疡（急性湿疹）、湿毒疡（接触性皮炎、脂溢性皮炎）、痱子。

【注意事项】陈旧性湿气性皮肤病慎用。

新青黛散（经验方）

【处方】青黛、牙屑、朱砂各18g，黄连、黄柏各9g，玳瑁1.8g，雄黄、牛黄、硼砂各0.9g，冰片0.3g。

【制法】共研细末。

【用法】直接外用。

【功能】清热解毒，收干定痛。

【主治】口糜（鹅口疮）、口疮（溃疡性口炎）、牙龈肿疼。

【注意事项】疖、痈肉芽疮面勿用。

紫色消肿粉（经验方）

【处方】紫草、紫荆皮、草红花、儿茶、荆芥穗、红曲、羌活、防风各15g，赤芍、升麻各30g，当归、白芷各60g，贯众6g。

【制法】共研细末，过重箩。

【用法】可单独或与其他药粉混合应用，常以蜜调或荷叶煎水调用，并可与清凉膏配成20%软膏外用。

【功能】散风活血，化瘀消肿。

【主治】无名肿毒（下肢慢性丹毒所致象皮肿）、瓜藤缠（结节性红斑）。

【注意事项】痈疽初起毒热盛者勿用。

密陀僧散（《医宗金鉴·外科心法要决》方）

【处方】雄黄、硫黄、蛇床子各6g，密陀僧、硫黄各3g，轻粉1.5g。

【制法】共研细末。

当代中医皮肤科临床家丛书（第三辑） 吴绍熙

【用法】蜜水调外用。

【功能】散风，杀虫。

【主治】汗斑、白驳风（白癜风）。

【注意事项】勿用在肉芽疮面，慎勿入口。

羊蹄根散（《医宗金鉴·外科心法要决》方）

【处方】羊蹄根（土大黄）120g，枯矾30g。

【制法】共研极细末。

【用法】直接外用，或植物油调外用。

【功能】杀虫，收干，止痒。

【主治】臭田螺（趾间糜烂型足癣）、刀癣（体癣）、瘑癣（股癣）、田螺疱（汗疱型足癣）、癣证（神经性皮炎）。

【注意事项】痈、疖疮面勿用。

玉容散（李时珍方）

【处方】牵牛子、淀粉、细辛、白术、僵蚕、云茯苓各60g，鹰粪白、白丁香各30g，荆芥、防风、独活、羌活各15g。

【制法】共研极细末。

【用法】水调外用。

【功能】消风去斑。

【主治】黧黑斑（面部色素沉着）。

【注意事项】仅供外用，切勿入口。

生肌散（经验方）

【处方】象皮、乳香、没药、血竭、龙骨、儿茶、赤石脂各3g，冰片1.8g。

【制法】共研细末，冰片后兑入。

【用法】直接撒布疮面，或配成软膏外用。

【功能】生肌长肉，活血止痛。

【主治】顽疮（慢性溃疡）、臁疮（下肢溃疡），以及放射性溃疡。

【注意事项】痈、疔溃后脓毒未尽疮面勿用。

回阳生肌散（经验方）

【处方】人参、鹿茸各15g，雄精1.5g，乳香30g，琥珀7.5g，京红粉 3g。

【制法】上药共研细末。

【用法】直接撒扑患处或混入药膏内。

【功能】化腐生肌，回阳抑阴，活血止痛。

【主治】鼠疮（结核性溃疡）、慢性溃疡及阴疮久不收口者。

【注意事项】凡火毒疮疖勿用。

如意金黄散（《外科正宗》方）

【处方】天花粉、黄柏、大黄、姜黄各 48g，白芷、厚朴、陈皮、苍术、生南星、甘草各 18g。

【制法】上药切片晒干，共研细末。

【用法】可用清水、豆芽菜汁调用。亦可兑入其他药粉或药膏外用。

【功能】清热解毒、消肿止痛。

【主治】黄水疮（脓疱疮）、痄腮（急性腮腺炎）、妇人乳痈初起（急性乳腺炎早期）、毒（丹毒）、发（蜂窝织炎）。

【注意事项】凡无急性炎症肿物者勿用。

收干生肌药粉（经验方）

【处方】乳香、没药各 30g，琥珀粉 6g，血竭面 12g，儿茶面 15g，水飞甘石面 21g。

【制法】共研极细末。

【用法】直接撒扑疮面或配软膏外用。

【功能】收干止痛，固皮生肌。

【主治】烫灼伤、阴蚀（女阴溃疡）、臁疮（下肢溃疡），凡外科疮面毒尽者均可外用。

【注意事项】痈、疖疮面脓毒未尽者慎用。

龙骨散（经验方）

【处方】龙骨、牡蛎、海螵蛸、雄黄各 90g，滑石粉 30g，黄柏 480g。

【制法】共研极细末。

【用法】直接撒扑或油调外用。

【功能】解毒，收干。

【主治】湿疡症（湿疹）、湿毒疡（接触性皮炎、脂溢性皮炎）、臭田螺（趾间糜烂型足癣）。

当代中医皮肤科临床家丛书（第三辑） 吴绍熙

【注意事项】化脓性陈旧性肉芽疮面勿用。

痱子粉（经验方）

【处方】冰片、薄荷冰各一钱，甘石粉五钱，滑石粉一两，黄柏二钱。

【制法】共研极细末。

【用法】直接撒扑。

【功能】清凉，收干，止痒，解毒。

【注意事项】禁忌腥荤（海味、鱼虾、肥肉）及刺激性食物（椒、姜、葱、蒜）。

二妙散（朱丹溪方）

【处方】苍术、黄柏各480g。

【制法】共研细末，过箩。

【用法】直接撒扑，或植物油调外用。

【功能】清热，燥湿。

【主治】风湿疡（急性湿疹）、湿毒疡（亚急性湿疹、接触性皮炎、脂溢性湿疹）、顽湿疡（慢性湿疹）、黄水疮（脓疱疮）、水疱顽湿（丘疹性荨麻疹）。

【注意事项】宜薄扑、薄涂。

京红粉（《医宗金鉴·外科心法要决》方）

【处方】朱砂、雄黄各15g，汞、白矾各30g，皂矾18g，火硝120g。

【制法】先将二矾捣碎，炖化研细，加汞、朱砂、雄黄研细，再入火硝置阳城罐内，泥纸固封，炭火烧炼成丹，研细。

【用法】外撒，制成药钱，或配软膏外用。

【功能】杀虫止痒，软坚脱皮，化腐提毒，去瘀生肌。

【主治】白疕风（银屑病静止期）、癣证（神经性皮炎）、疣证（青年扁平疣）、痈疽溃后腐肉未净者、胼胝。

【注意事项】汞过敏者禁用。

白降丹（《医宗金鉴·外科心法要决》方）

【处方】朱砂、雄黄各6g，硼砂15g，汞30g，火硝、食盐、白矾、皂矾各45g。

【制法】先将朱砂、雄黄、硼砂研细，入后5味药研匀。用阳城罐一个置炭穴中，徐徐将药粉入罐，化尽，用微火逼干。再用一阳城罐合上，外加盐泥纸封固，炭火烧炼，刮下研细，备用。

【用法】水调少许涂脓头致破溃引流。或加入红升丹内，或单独制成药线。

【功能】腐蚀坚皮，化腐提毒，提拔瘘管。

【主治】痈疖成脓未破、陈旧性瘘管、鸡眼、木刺瘊（寻常疣）。

【注意事项】少用薄涂，汞过敏者禁用。

银粉散（胡公弼方）

【处方】黑锡36g，汞、淀粉各60g，朱砂12g，轻粉30g，每30g药加冰片1.2g。

【制法】先将锡熔化加入朱砂，搅拌炒枯，去砂留锡再熔化，投入汞，俟匀后倾出，加入淀粉共研细末。再以草纸包药卷成筒，点燃一端，使药及灰烬盛于一器皿中，去灰留药，再加轻粉并按比例兑入冰片，共研极细末。

【用法】直接外用，配成软膏或制成药线。

【功能】去瘀收干，固本生肌。

【主治】将愈合疮面，有水肿、增生不良的肉芽疮面。

【注意事项】阴疮慎用。

去毒药粉（经验方）

【处方】马齿苋180g，雄黄、草红花各30g，白及60g，薄荷面、大黄、紫花地丁、败酱草各300g，赤芍150g，生石膏240g。

【制法】上药共研细面，加绿豆粉480g。

【用法】直接撒扑，用植物油、菜汁、马齿苋捣糊调用或配制成软膏。

【功能】清热解毒，除湿。

【主治】风湿疡（急性湿疹）、湿毒疡（亚急性湿疹）、黄水疮（脓疱疮）、腮腺炎。

【注意事项】溃疡面、阴疮禁用。

二、外用膏剂（软膏）

（一）引言

（1）软膏是一种半固体的制剂，由药物及基质两部分组成。中药外用软膏的基质多为植物油、动物油、蜂蜡、蜂蜜、米醋或凡士林等。药物多是草

当代中医皮肤科临床家丛书（第三辑） 吴绍熙

药、矿物药的极细末。此外有的软膏是草药经植物油浸泡，熬煎后去渣，加蜂蜡制成。

（2）由于软膏基质不同则作用各异。一般蜂蜡、凡士林所配成的软膏有滑润和保护皮肤的作用，且作用持久。蜂蜜为基质的软膏吸水性及附着性较强。加醋制成的软膏除作用深达外，尚有软化组织的作用。

（3）软膏的用法：①软膏多用于结痂、干燥、脱屑、皲裂的皮损上。用时药量宜少，须涂擦均匀。②用于化脓、溃疡疮面时，须先将软膏涂在纱布上，再覆盖于皮损上，后用胶布、绷带固定。③用于白疕风（银屑病）、癣证（神经性皮炎）者，欲使药物深达，尚须加盖油纸，再包扎固定。④换药前，必须将药垢用植物油、玉树油或汽油轻擦除去，勿伤皮损。⑤软膏不宜长期装入纸盒，否则油质走散，软膏变干硬。最好贮存于瓷罐或搪瓷器皿中备用。

（二）附方

黑布药膏（经验方）

【处方】老黑醋（或陈醋）2400g，五倍子粉840g，金头蜈蚣10条研面，蜂蜜180g，梅花冰片3g。

【制法】砂锅盛黑醋火上熬开30分钟，加入蜂蜜再熬至沸腾状。用铁筛将五倍子粉慢慢撒入，边撒边依同一方向搅拌，撒完后即改用文火熬成膏状离火。再兑入蜈蚣粉和梅花冰片粉搅匀即成。储存在瓷罐或玻璃罐中备用。

【用法】外涂此药需2~3mm厚，用厚布盖上。换药前清洁皮损，每日或隔日换药一次。

【功能】破瘀软坚。

【主治】锯痕症（瘢痕疙瘩），疖、痈、毛囊炎初期，肉龟（乳头状皮炎）。

【注意事项】勿用金属器皿装药及金属器械涂药。

去湿药膏（去湿原料膏）（经验方）

【处方】苦参、荆芥穗、连翘、威灵仙各120g，薄荷、白芷、苍术、大黄、鹤虱草各90g，防风60g，白鲜皮、五倍子各150g，大风子300g，青黛粉18g，白蜡3.6kg，香油（或豆油）9.6kg。

【制法】先将群药碾碎放油内浸泡一昼夜（青黛除外），后用文火炸至焦黄，过滤去渣，离火秤其重量，趁热兑入白蜡。春秋季节每斤药油兑蜡120g，冬季则兑 90g，夏季兑 150g。青黛后下，每斤药油兑 1.5g，搅拌均匀，冷却成膏。

【用法】一般用作软膏的基质。

【功能】清凉除湿，润肤去痂。

【主治】面游风（面部脂溢性皮炎）、蛇皮癣（鱼鳞病）以及皮肤干燥，脱屑皮损。

【注意事项】只限外用，切勿入口。

止痒药膏（经验方）

【处方】止痒药粉 30g，去湿药膏 270g。

【制法】共混匀成膏。

【用法】薄涂皮损处。

【功能】杀虫止痒。

【主治】顽湿疡（慢性湿疹）、癣证（神经性皮炎）、瘾疹（皮肤瘙痒症）、粟疮（痒疹）、脚蚓症（落屑角化型足癣）。

【注意事项】急性炎性皮肤病禁用。

黄连软膏（经验方）

【处方】黄连粉 30g，去湿药膏 270g。

【制法】共混匀成膏。

【用法】直接外涂或涂于纱布上再外敷。

【功能】清热解毒，消肿止痛。

【主治】黄水疮（脓疱疮）、水疱顽湿（丘疹性荨麻疹）、火燎疱（单纯疱疹）、缠腰火丹（带状疱疹）、发际疮（毛囊炎）、疖、痈、丹毒。

【注意事项】阴疮瘘管禁用。

五倍子膏（经验方）

【处方】五倍子粉 60g，去湿药膏 240g。

【制法】共混匀成膏。

【用法】直接外涂。

【功能】杀虫止痒，收干护肤。

【主治】鹅掌风（手癣、皲裂性湿疹）、脚蚓症（落屑角化型足癣）、臭田螺（趾间糜烂型足癣）、田螺疱（汗疱型足癣）、癣证（神经性皮炎）、顽湿疡（慢性湿疹）。

当代中医皮肤科临床家丛书（第三辑） 吴绍熙

【注意事项】痈疖毒热之证勿用。

复方五倍子膏（经验方）

【处方】五倍子粉45g，琥珀粉15g，轻粉6g，去湿原料膏234g。

【制法】共混匀成膏。

【功能】同五倍子膏。

【主治】鹅掌风（手癣）、鹅爪风（甲癣）、脚蚓症（落屑角化型足癣）。

化毒散软膏（经验方）

【处方】赛金化毒散60g（市售），去湿原料膏240g。

【制法】共混匀成膏。

【用法】直接外涂或涂于纱布上再外敷。

【功能】清热解毒，消肿止痛。

【主治】黄水疮（脓疱疮）、湿毒疡（接触性皮炎、脂溢性皮炎）、发际疮（毛囊炎）、疖、痈、丹毒。

【注意事项】阴疮、寒疮慎用。

黑布化毒药膏（经验方）

【处方】黑布药膏、化毒散软膏各等份。

【制法】共混匀。

【用法】直接外涂或先涂于纱布上再外敷。

【功能】清热聚毒，化腐提脓。

【主治】发际疮（毛囊炎），疖、痈初期，或已溃但疮面周围仍浸润明显者可用。

【注意事项】凡疮面周围湿盛流水者慎用。

紫色疽疮膏（经验方）

【处方】轻粉、红粉、琥珀粉、乳香粉、血竭各9g，冰片、煅珍珠粉各0.9g。蜂蜡30g，香油120g。

【制法】锅内盛油在火上煮开后离火，将前5味药粉入油内溶匀再入蜂蜡使其完全熔化，到冷却时兑入冰片、珍珠粉，搅匀成膏，储存备用。

【用法】直接外涂。

【功能】化腐生肌，煨脓长肉。

【主治】鼠疮（淋巴结结核）、臁疮（下肢溃疡）、顽疮（慢性溃疡）、疣证（扁平疣）、手足肼胝。

【注意事项】急性炎症性皮损及新鲜肉芽疮面勿用，此药具有一定毒性，若大面积皮损应用，应注意汞剂吸收中毒。

紫色溃疡膏（经验方）

【处方】轻粉、红粉、琥珀、血竭、青黛各9g，乳香45g，黄连30g，煅珍珠粉0.3g，蜂蜡90g，香油480g。

【制法】将前8味药共研细末待用。香油煎数开后，加入蜂蜡搅匀，离火冷却再加药粉，搅拌均匀成膏。

【用法】直接外涂。

【功能】化腐生肌，煨脓长肉。

【主治】鼠疮（淋巴结结核）、臁疮（下肢溃疡）、阴蚀（女阴溃疡）。

【注意事项】阴疮慎用，汞过敏者禁用。

收干生肌膏（经验方）

【处方】收干生肌药粉120g，去湿药膏180g。

【制法】共混匀成膏。

【用法】直接外涂或涂于纱布上再外敷。

【功能】活血止痛，收干生肌。

【主治】疖、痈破溃之后，烫伤，阴蚀（女阴溃疡），臁疮（下肢溃疡）等新鲜肉芽疮面。

【注意事项】脓疮破后余毒未尽者勿用。

清凉膏（经验方）

【处方】当归30g，紫草6g，大黄面4.5g，香油480g，黄蜡120g（或180g）。

【制法】以香油浸泡当归、紫草3日后，以微火熬至枯黄，离火过滤去渣，再入黄蜡加火溶匀，俟冷后加大黄面（每480g油膏加大黄面4.5g），搅匀成膏。

【用法】直接外涂或涂于纱布上再外敷。

【功能】清热解毒，凉血止痛。

【主治】烫烧伤、冻伤等清洁疮面，血风疮（多形红斑），白疕风（银屑病）等炎症性干燥脱屑皮损。

【注意事项】阴疮阴疽慎用。

狼毒膏（《医宗金鉴·外科心法要决》方）

【处方】狼毒、川椒、槟榔、五倍子、蛇床子、大风子、枯矾、硫黄各9g，去湿药膏240g。

【制法】将前8味药共研极细末加入去湿药膏中，搅拌均匀备用。

【用法】直接外涂，切勿过厚。

【功能】杀虫止痒，收干脱屑。

【主治】肾囊风（阴囊湿疹）、癣证（神经性皮炎）、顽湿疡（慢性湿疹）。

【注意事项】此软膏具有一定刺激性，勿用于急性炎症皮损上。

银粉散软膏（经验方）

【处方】银粉散、水飞甘石粉各30g，去湿药膏240g。

【制法】共混匀成膏。

【用法】直接外涂或涂于纱布上再外敷。

【功能】去瘀收干，强肌固皮。

【主治】各种疮面呈现虚肿胬肉（肉芽水肿或增生不良）者。

【注意事项】大疮面慎用。

凤仙花膏（《外科证治全生集》方）

【处方】凤仙花面（白色者最佳）150g、蜂蜜150g。

【制法】共混匀成膏。

【用法】外涂病甲，厚度约三分（即2分硬币厚度），外盖油纸纱布包扎。每日换药一次。

【功能】杀虫，促生新甲。

【主治】鹅掌风（手癣）、鹅爪风（甲癣）。

【注意事项】切勿入口。

铁箍散膏（经验方）

【处方】生南星、生半夏、生川乌、生草乌、肥白及、南白蔹、杭香芷、土贝母、南薄荷、川黄柏、广姜黄、枯黄芩、猪牙皂、荆芥穗各30g，蜂蜜900g。

【制法】以上群药共研极细末混匀，每30g药粉加蜂蜜60g，调匀成膏密封储存备用。

【用法】直接外涂或先涂于纱布上约二分厚再外敷。每日或隔日换药一次。

【功能】破瘀消肿，未溃促脓。

【主治】痈、乳痈（乳腺炎）、颊腮毒（急性淋巴腺炎）早期用之可消退，已成脓者可促使溃破。

【注意事项】痈毒热盛者慎用。

黄连甘乳膏（经验方）

【处方】黄连粉、乳香粉各30g，甘石粉60g，去湿原料膏210g。

【制法】共混匀成膏。

【用法】直接外涂或涂于纱布上再外敷。

【功能】解毒止痛，收干生肌。

【主治】臁疮（下肢溃疡）、阴蚀（女阴溃疡）、黄水疮（脓疱疮）等有脓液创面者。

【注意事项】用药前勿用水洗。

烫伤膏（经验方）

【处方】生地榆粉18g，乳香粉12g，凡士林120g。

【制法】共混匀成膏。

【用法】涂纱布上外敷，或制成软膏纱条外用。

【功能】消肿止痛，固皮生肌。

【主治】初期烫伤（Ⅰ、Ⅱ度烫伤）、顽湿疡（慢性湿疹）。

【注意事项】药后勿用水洗。

公英膏（经验方）

【处方】蒲公英4.8kg（鲜品）。

【制法】洗净，兑入4.8L水熬煮成粥状，浓缩至1.5kg，再以凡士林等量调匀成膏。

【用法】外敷患处。

【功能】消肿止痛。

【主治】红丝疔（急性淋巴管炎）、颊腮毒（急性淋巴结炎）。

【注意事项】慎服腥荤食物。

雄柳膏（南昌刘茂淳方）

【处方】雄黄60g，柳酸、氧化锌各30g，凡士林加至180g。

【制法】雄黄研细过箩加入研细的氧化锌和柳酸中混匀，再加入已熔、温

当代中医皮肤科临床家丛书（第三辑）　吴绍熙

的凡士林中充分搅匀备用。

【用法】先将头发剪短去痂皮后，每日揉擦雄柳膏一次，约第 3～10 天，头皮出现中度炎症，头发松动，及时用拔毛镊子按毛发生长方向拔光头发超出病区 1cm 范围。在拔发期间，每日仍外擦雄柳膏，拔光后可换用其他杀霉菌药膏及碘酒，交替外用直到痊愈。

【功能】杀菌，止痒，松发。

【主治】赤秃（黄癣）。

【注意事项】如有感染，应治愈后再用本药。

乌梅膏（经验方）

【处方】乌梅 30g，食盐 9g，米醋 15g，温开水 15g。

【制法】以温开水化食盐，再以盐水泡乌梅一昼夜后，浸软取乌梅肉，加醋捣成膏状，密闭储存备用。

【用法】以胶布保护皮损周围皮肤，再用药膏点敷皮损处，以油纸或纱布包扎固定。

【功能】化瘀软坚。

【主治】胼胝、鸡眼、木刺瘊（寻常疣）。

【注意事项】勿接触正常皮肤。

癣症熏药油膏（经验方）

【处方】见癣症熏方。

【制法】上药经减压干馏成焦油物质，用凡士林或去湿原料膏制成 5%～10% 油膏。

【用法】外涂皮损后，用电辐热器照射 15～40 分钟，或用红外线照射 10～20 分钟，或用砭离砂（中药店出售）加热每日一次，或热吹风每次 15～20 分钟。

【功能】止痒，软化坚皮。

【主治】癣证（神经性皮炎）、顽湿疡（慢性湿疹）、松皮癣（皮肤淀粉样变）。

【注意事项】急性炎性皮损勿用。

子油熏药油膏（经验方）

【处方】见子油熏方。

【制法】同癣症熏药油膏。

【用法】外涂皮损或再加用辐射热器照射，方法同癣症熏药油膏。

【功能】润肤，脱皮，杀虫，止痒。

【主治】白疕风（银屑病）、鹅掌风（手癣）、脚蚓证（脚癣）、蛇皮证（鱼鳞癣）。

【注意事项】急性炎性皮损勿用。

甘草归蜡膏（经验方）

【处方】甘草60g，当归、蜂蜡各30g，香油120g。

【制法】甘草、当归用油浸一昼夜，后以文火将药炸焦黄去渣，再入蜂蜡熔化，冷凝成膏。

【用法】涂于纱布上再外敷，或做成油纱条高压灭菌备用。

【功能】煨脓长肉，和血生肌，收干固皮。

【主治】烧伤、烫伤、冻伤、冻疮之新鲜疮面。

【注意事项】毒热盛的脓疮慎用。

阴蚀黄连膏（经验方）

【处方】乳香粉、青黛粉各30g，黄连膏240g。

【制法】共混匀成膏。

【用法】直接外涂或涂于纱布上再外敷。

【功能】清热解毒，生肌止痛。

【主治】阴蚀（女阴溃疡）、阴茎溃疡（药物过敏所致溃疡）。

【注意事项】阴疮、久不愈合之疮面慎用。

归蜡膏（经验方）

【处方】当归、黄蜡各30g，香油120g。

【制法】将当归浸入香油一昼夜，以文火炸焦去渣。入黄蜡，熔化冷凝成膏。

【用法】涂于纱布上再外敷，或制成油纱条经高压灭菌后备用。

【功能】活血生肌，煨脓长肉。

【主治】烧伤、烫伤、冻伤、冻疮之新鲜疮面。

【注意事项】毒热盛的脓疮慎用。

硫黄胡椒膏（经验方）

【处方】生硫黄粉6g，白胡椒面15g，生猪油120g。

当代中医皮肤科临床家丛书（第三辑） 吴绍熙

【制法】混合捣匀成膏。

【用法】以手掌涂擦皮损。

【功能】止痒杀虫。

【主治】疥疮。

【注意事项】勿使暴力涂擦以免损伤皮肤。

广丹白及膏（经验方）

【处方】广丹 3g，白及面 6g，凡士林 30g。

【制法】调匀成膏。

【用法】涂于纱布上再外敷，或制成油纱布块高压消毒灭菌后备用。

【功能】化腐生肌。

【主治】慢性溃疡、臁疮（下肢溃疡）。

【注意事项】痈疔等化脓性疾患慎用。

湿疡雄甘膏（经验方）

【处方】雄黄解毒散 30g，甘石粉 60g，清凉膏 90g。

【制法】调匀成膏。

【用法】直接外涂。

【功能】除湿收干，消肿止痒。

【主治】顽湿疡（慢性湿疹）、臁疮（下肢溃疡）。

【注意事项】急性湿疹慎用。

湿疡雄冰膏（经验方）

【处方】雄黄解毒散 30g，冰片粉 9g，清凉膏 261g。

【制法】调匀成膏。

【用法】直接外涂。

【功能】清热解毒，止痒止痛。

【主治】风湿疡（急性湿疹）、火燎疱（单纯疱疹）、面游风（面部脂溢性皮炎）。

【注意事项】切勿入口。

白疕膏 1 号（经验方）

【处方】化毒散软膏 21g，紫色疽疮膏 9g。

【制法】调匀成膏。

【用法】直接外涂，外覆油纸包扎。

【功能】解毒除湿，润肤止痒。

【主治】白疕风（银屑病进行期）。

【注意事项】勿涂正常皮肤。

白疕膏 2 号（经验方）

【处方】稀释新拔膏 30g，紫色疽疮膏 30g。

【制法】调匀成膏。

【用法】直接外涂，外覆油纸包扎。

【功能】润肤止痒，脱皮化坚。

【主治】白疕风（银屑病静止及消退期）。

【注意事项】勿涂正常皮肤。

灰米膏（或水晶膏）（《医宗金鉴·外科心法要决》方）

【处方】生石灰 15g，糯米 50 粒，石灰浓碱水适量。

【制法】石灰浓碱水浸糯米 1~2 日，取出糯米捣成糊状备用。或用适量 20%~40% 氢氧化钾溶液浸糯米而成。

【用法】取膏少量点皮损。

【功能】蚀皮去痣。

【主治】黑痣、鸡眼、疣赘、胼胝、木刺瘊（寻常疣）。

【注意事项】勿涂正常皮肤。

硫痒膏（经验方）

【处方】硫黄粉 30g，止痒药膏 270g。

【制法】调匀成膏。

【用法】直接外涂。

【功能】止痒杀虫，去厚坚皮。

【主治】疥疮、癣证（神经性皮炎）、顽湿疡（慢性湿疹）、肾囊风（阴囊湿疹）、肺风粉刺（痤疮）。

【注意事项】对新鲜肉芽疮面慎用。

芙蓉叶膏（经验方）

【处方】黄柏、黄芩、黄连、芙蓉叶、泽兰叶、大黄各 30g。

【制法】共研细末过重箩，另用麻油 500g，入锅加温，加入黄蜡 125g，

当代中医皮肤科临床家丛书（第三辑） 吴绍熙

熔化，离火再加入上述药末调和成膏。

【用法】直接外涂。

【功能】清热解毒，活血消肿。

【主治】火丹（丹毒）、无名肿毒（下肢慢性丹毒所致象皮肿）、热毒疖（疖肿）、乳痈（乳腺炎）等。

【注意事项】阴疽慎用。

三、膏药

（一）引言

（1）膏药是中医外科的重要剂型之一，在长期的临床实践中，证明了这种剂型有特殊的优点。在公元 992 年宋代《太平圣惠方》中已有膏药处方的记载，以后则发展为治疗内外科疾病的一种使用方便的药物剂型。皮肤科临床多用于疖肿的初期及慢性肥厚性的皮损，以改善局部血液循环，利于促进成脓及炎症吸收，并可密闭皮损以软化角质。

（2）膏药实为一种铅硬膏，一般由植物油与铅丹（或官粉）经高热熬炼而成。膏药熬制方法大致相同，而所加入的药物不同。一般植物药多与油共煎，矿物性及含挥发性药物均研细粉兑入。本节所述独角莲膏、拔毒膏、新拔膏、消化膏、阳和解凝膏均系在皮肤科临床上常用的膏药。

（3）膏药一般不适用于面积广泛或急性炎症、流水性皮损。

（4）膏药经摊贴后应贮存瓷皿中，一般不宜久贮以免走油干裂失效。

（二）附方

新拔膏（经验方）

【处方】

①群药类：鲜羊蹄根梗叶、大风子、百部、皂角刺各 60g，鲜凤仙花、羊踯躅花、透骨草、马钱子、苦杏仁、银杏、蜂房、苦参子各 30g，穿山甲、川乌、草乌、全蝎、斑蝥各 15g，金头蜈蚣 15 条（全用）。

②药面类：白及面 30g，藤黄面、轻粉各 15g，硇砂面 9g。

【制法】香油 3840g、生桐油 960g 倾入铜锅内（或铁锅内），浸群药 3 昼夜，然后将锅放于文火上将药炸成深黄色，离火过滤。再将药油置武火熬炼至滴水成珠，将油秤过，再加入樟丹、官粉、松香，至热度已不高，成为糊状时，兑入药面类搅匀，收炼膏。将膏药置冷水盆中以去火毒。由于药油内所加入的樟丹、官粉及药面比例不同，而制成不用成品如下。

①新拔膏棒：每480g药油加樟丹300g，药面90g，松香60g。

②脱色新拔膏棒：每480g药油加官粉420g，樟丹60g，药面60g，松香60g。

③脱色稀释新拔膏：每480g药油加樟丹30g，官粉210g，药面30g，松香60g。

【用法】将膏药熔化后摊于布片或厚纸上，外贴患处。或将药棒一端烧熔后，滴于患处，再用布片贴之。稀释新拔膏用法同一般药膏。新拔膏棒及脱色新拔膏棒2~7天换药一次。稀释新拔膏每日或隔日换药一次。

【功能】杀虫止痒，拔毒提脓，破瘀软坚。

【主治】鸡眼、胼胝、木刺瘊（寻常疣）、疣证（扁平疣）、锯痕症（瘢痕疙瘩）、顽湿聚结（结节性痒疹）、鼊黑斑（肝斑等）、癣证（神经性皮炎）。

【注意事项】急性炎症，津水渗液者及对本药不耐受者慎用。

拔毒膏（经验方）

【处方】白蔹、苍术、连翘、黄芩、白芷、木鳖子、生穿山甲、赤芍、生栀子、大黄、蓖麻子、金银花、生地、当归、黄柏、黄连各96g，蜈蚣18g。

【制法】上药碾碎，用芝麻油7200g炸焦枯后过滤去渣，炼至滴水成珠，入黄丹3000g，搅匀成膏。取出浸入冷水中去火毒后另兑乳香、血竭、儿茶、轻粉、樟脑、红粉、没药各18g。

【用法】摊贴患处。

【功能】提脓拔毒，化坚止疼。

【主治】疖肿、发际疮（毛囊炎）。

【注意事项】急性炎性皮损勿用。

消化膏（经验方）

【处方】炮姜30g，红花24g，白芥子、南星各18g，生半夏、麻黄、黑附子各21g，肉桂15g，红芽大戟6g，红娘虫2.4g，芝麻油2400g。

【制法】芝麻油将群药炸枯，过滤去渣。再用强火熬炼至滴水成珠。离火后将油秤过加入樟丹（每480g油在夏季兑丹255g，冬季225g），搅匀收膏，将膏药浸入冷水盆中一昼夜，以去火毒。将凝之膏药每药油480g，兑入麝香4.8g，藤黄面30g。

【用法】将膏药熔化后，摊于布或纸上外贴。

【功能】回阳散寒，活血消肿。

【主治】瘰疬（淋巴结结核未破者）、乳中结核、阴疽（寒性脓疡）。

【注意事项】痈疔毒疖勿用。

阳和解凝膏（《外科全生集》方）

【处方】鲜牛蒡全草1440g，川附片、当归、地龙肉、赤芍、白及、桂枝、官桂、生草乌、白芷、大黄、僵蚕、生川乌、白蔹各60g，川芎、鲜白凤仙花梗各120g，荆芥、香橼、续断、五灵脂、橘皮、防风、木香各30g。

【制法】群药碾碎，用芝麻油7200g炸枯，过滤去渣，炼至滴水成珠。入黄丹3000g搅匀成膏，取出浸入冷水中去火毒后，另兑麝香45g，乳香450g、没药900g，苏合油225g。

【功能】回阳活血，消肿软坚。

【主治】瘰疬、鼠疮（淋巴结结核）、阴疽（寒性脓疡）、附骨疽（骨结核）、瘿瘤、乳中结核。

【注意事项】疔毒疖肿、湿疡证及膏药过敏者勿用。

独角莲膏（经验方）

【处方】独角莲、皂角刺、白芷、防己、青连翘、生穿山甲、金银花、当归、海桐皮、生南星、苏木片、刺猬皮、海带、大麻子、豨莶草、头发灰各45g，干蟾3个，乳香、没药各36g，芝麻油5760g。

【制法】群药用芝麻油炸枯去渣，再用强火炼至滴水成珠。兑入樟丹（冬兑2520g，夏兑2760g），官粉（15g）收膏，另兑头发灰、乳香、没药。

【用法】摊贴患处。

【功能】解毒，止痛，提脓，化坚。

【主治】顽湿聚结（结节性痒疹）、癣证（神经性皮炎）、疖肿、发际疮（毛囊炎）。

【注意事项】阴疽（寒性脓疡）慎用。

四、药油

（一）引言

（1）药油系用植物油（芝麻油或花生油）加药物制成。先将药物浸泡于油内数日后再煎熬，使药物成分溶入油内，再过滤去渣，盛入容器后，浸入冷水槽内 2~5 天，以去火毒备用。

（2）一般药油多用做赋形剂、润肤剂或清洁剂。药油易于渗透，故除清洁疮面外，更有润滑皮肤的作用。

（二）附方

去湿药油（经验方）

【处方】苦参、荆芥、连翘、威灵仙各 120g，薄荷、白芷、大黄、鹤虱草、苍术各 90g，防风 60g，白鲜皮 150g，大风子（碎）300g，五倍子（碎）150g，香油 9.6kg。

【制法】香油浸群药一昼夜后，用文火炸黄焦过滤去渣，每 480g 油加青黛面 1.5g。

【用法】清洁药垢时用药棉蘸油外擦，或调药粉外用，或先涂皮损上再撒药粉。

【功能】除湿润肤。

【主治】风湿疡（急性湿疹）、湿毒疡（接触性皮炎）用油调粉外用，亦可做清洁剂，或用于白屑风（干性脂溢）。

【注意事项】慎勿入目与口。

消毒油（花椒油）（经验方）

【处方】红点花椒 9g，芝麻油 480g。

【制法】铜锅盛油煎至数开后离火，再将花椒放入锅内，待油凉后取出花椒，贮油备用。

【用法】清洁疮面时直接外涂，或调药粉外用。

【功能】解毒止痛，润肤止痒。

【主治】皮肤科换药作清洁消毒剂，或调药粉治疗风湿疡（急性湿疹）。

【注意事项】切勿入目。

甘草油（经验方）

【处方】甘草 30g，香油 300g。

【制法】油浸甘草一昼夜，用文火炸焦黄，去渣。

【用法】同消毒油。

【功能】解毒止痛，润肤健皮。

【主治】同消毒油。

【注意事项】深层瘘管及脓栓少用。

紫草茸油（经验方）

【处方】紫草茸480g，芝麻油2400g。

【制法】同甘草油。

【用法】直接用棉球蘸药外涂，或调药粉外用。

【功能】活血散瘀，消瘢退赤。

【主治】瓜藤缠（下肢结节性红斑）、颊腮毒（急性淋巴结炎）、皮肤色红紫显著呈斑块者。

【注意事项】皮肤对此显著过敏者慎用。

冰片蛋黄油（民间方）

【处方】蛋黄油30g，冰片1.5～3g。

【制法】鸡蛋10个（或更多），煮熟去蛋白，用蛋黄干炸炼油，按比例加入冰片，密闭储存。

【用法】外涂。

【功能】消肿止痛，固皮生肌。

【主治】各种非化脓性疮面及慢性溃疡、烫伤。

【注意事项】化脓性疮面及有腐败组织之疮面勿用。

化坚油（经验方）

【处方】透骨草、刘寄奴各3g，伸筋草、木通、紫草根各7.5g，茜草、地榆、昆布各6g，松节4.5g，香油360g。

【制法】油浸群药两昼夜，用文火将药炸焦黄，去渣。

【用法】直接外涂，用时加温。

【功能】活血去瘀，通络软坚。

【主治】烧、烫伤后大面积增生性瘢痕，红斑脱屑角化性皮肤病。

【注意事项】有皮肤损害及疮面者慎用。

五、外用酒剂

（一）引言

（1）中药酒剂或酊剂，系中药碾碎后于酒内浸渍过滤而成。一般用高粱酒（60度左右）或75%乙醇中放入不同比例的药物浸渍7天，每天振荡，经过滤后使用。

（2）酊剂易挥发，应贮存密闭器皿中保存，不易变质。外用的方法比较简单，一般直接外涂即可。

（3）酒剂外用收效速，如用于止痒，可即时收效。但酒剂对皮肤具有一定刺激作用，一般急性炎性皮肤疾患及有疮面的部位禁用。

（二）附方

百部酊（《医宗金鉴·外科心法要决》方）

【处方】百部180g，75%乙醇360g。

【制法】酒泡百部7昼夜，过滤去渣备用。

【用法】棉棒、毛刷蘸涂。

【功能】解毒杀虫，疏风止痒。

【主治】瘖癗（荨麻疹）、虱病、癣证（神经性皮炎）。

【注意事项】急性炎症焮肿、津水及对本药不耐受者慎用。

补骨脂酊（经验方）

【处方】补骨脂180g，75%乙醇360g。

【制法】酒泡补骨脂7昼夜，过滤去渣备用。

【用法】棉球蘸药涂患部，可摩擦5～15分钟。

【功能】活血通络。

【主治】白驳风（白癜风）、疣证（扁平疣）。

【注意事项】风湿疡（急性湿疹）、湿毒疡（过敏性皮炎类疾患）及对本药过敏者禁用。

土槿皮酊（经验方）

【处方】土槿皮180g，75%乙醇360g。

【制法】同补骨脂酊。

【用法】棉球、棉棒、毛刷蘸药直接外涂。

【功能】杀虫止痒。

【主治】鹅掌风（手癣）、鹅爪风（甲癣）、脚蚓证（落屑角化型脚癣）、钱癣（体癣）、癣证（神经性皮炎）、顽湿疡（慢性湿疹）。

【注意事项】切勿入口。

六、药醋

（一）引言

（1）米醋味酸苦涩，有疏泄气血、散瘀消肿之功，皮肤科多用于治癣证、

当代中医皮肤科临床家丛书（第三辑）　吴绍熙

白疕风、顽湿疡。

（2）一般多为浸泡或用米醋煮熬群药制成，单独使用或调其他药外用。

（3）因醋有一定刺激性，急性炎症性皮损不宜使用。药用以陈者为佳。

（4）外用醋浸剂以陈米醋浸药 5~7 天后过滤，入瓷器内贮存备用，禁忌五金器皿。

（二）附方

黑豆醋方（经验方）

【处方】黑豆 120g，黑醋 480g。

【制法】醋煮黑豆如稀糊状，过滤备用。

【用法】以牙刷蘸药醋外刷，日两次。

【功能】乌发。

【主治】白发。

【注意事项】头发有疖肿及其他皮肤病者勿用。

凤仙花醋方（常州李志如方）

【处方】米醋 480g，白凤仙花叶汁 300g，荆芥、五加皮、烟胶、地骨皮、明矾、花椒、大风子肉各 9g，梧桐叶 3 片，芙蓉叶 3 片，皂角莢 3 个，猪膀胱 1 个。

【制法】群药捣粗末加醋及凤仙花汁，煮沸俟冷装入猪膀胱内备用。

【用法】将有皮损的指（手）或足伸入猪膀胱内，外口扎紧，经 24~48 小时，取出以温水洗净。过两周后脱皮病愈。如不愈，2 个月后再行第二次。

【功能】杀虫止痒，化坚脱皮。

【主治】脚蚓证（落屑角化型足癣）、鹅掌风（手癣）、鹅爪风（甲癣）。

【注意事项】急性炎性皮损勿用。

醋浸鸡蛋方（民间方）

【处方】鸡蛋 7 个，黑醋 960g。

【制法】黑醋浸鸡蛋一周后，除去蛋壳，搅成糊状外用。

【用法】直接外涂。

【功能】杀虫止痒，软化坚皮。

【主治】癣证（神经性皮炎）、顽湿疡（慢性湿疹）、松皮癣（皮肤淀粉样变）、白疕风（银屑病）。

【注意事项】急性炎性渗出皮损及炎热季节勿用。

皮肤醋浸剂（经验方）

【处方】全蝎 16 个，斑蝥 12 个，皮硝 12g，乌梅肉 30g，米醋 480g。

【制法】上药泡入醋内，浸 7 昼夜，过滤备用。

【用法】直接外擦皮损。

【功能】止痒，生发。

【主治】癣证（神经性皮炎）、瘾疹（皮肤瘙痒症）、油风脱发（斑秃）、发蛀脱发（脂溢性脱发）。

【注意事项】皮肤有损伤者勿用。

七、洗药

（一）引言

中医学很早就有用药物煎汤渌洗的方法。早在《礼记》"曲礼"篇中就记载有"头有疮则沐，身有疮则浴"。元代齐德之在《外科精义》中记载："……疮肿初生一二日不退，则须用汤水淋射之。……其在下部委曲者，浴渍之。"一般外科书籍都记载有中药配方或单味药水煎外洗，用以治疗皮肤病。但方剂繁多，现只介绍几种临床常用方剂。除这些药物配方以外，更常应用楮桃叶、羊蹄根、侧柏叶、苍耳草、豨莶草、凤仙花全草等药物单独煎洗或两三种混合煎洗。其中豨莶草常代替百部洗方外用，楮桃叶可代替柏叶洗方，败酱草可代替马齿苋洗方。

全身洗渌每次可用药汤 480g，局部渌洗酌减。视病情每日洗渌 1～3 次，每次 5～30 分钟。

（二）附方

百部洗方（经验方）

【处方】百部、苦参各 120g，蛇床子 60g，雄黄 15g，狼毒 75g。

【制法】共碾粗末，装纱布袋内，用水 2400～2880g，煮沸 30 分钟。

【用法】用软毛巾蘸汤渌洗，亦可于渌洗后再加热水浸泡。

【功能】疏风止痒，杀虫祛湿。

【主治】瘾疹（皮肤瘙痒症）、癣证（神经性皮炎）、瘩瘟（荨麻疹）、肾囊风（阴囊湿疹）。

【注意事项】破溃疮面慎用。

蛇床子汤（《医宗金鉴·外科心法要决》方）

【处方】威灵仙、蛇床子、当归尾、土大黄、苦参各 15g，缩砂壳 9g，老葱头 7 个。

【制法】将上药碾碎装纱布袋内，煮水外用。

【用法】浸泡、坐浴。

【功能】消风渗湿，杀虫止痒。

【主治】肾囊风（阴囊湿疹）、阴蚀（女阴溃疡）、阴门顽湿（阴部湿疹、阴部瘙痒症）。

【注意事项】抓破、渗液者慎用。

芫花洗方（《医宗金鉴·外科心法要决》方）

【处方】芫花、川椒各 15g，苦参、黄柏各 30g。

【制法】共碾粗末，装纱布袋内，加水 2400～2880g，煮沸 30 分钟。

【用法】用软毛巾蘸汤溻洗，亦可于溻洗后再加热水浸浴。

【功能】解毒，杀虫，止痒。

【主治】发际疮（毛囊炎）、热毒疖（疖肿）、顽湿聚疖（疖病）。

【注意事项】芫花有毒，切勿入口与眼。

马齿苋洗方（经验方）

【处方】马齿苋、蒲公英、如意草各 120g，白矾 12g。

【制法】共碾粗末，装纱布袋内，加水 2400～2880g，煮沸 30 分钟。

【用法】用软毛巾溻洗，亦可于溻洗后加热水浸浴。

【功能】解毒，除湿消肿，杀虫止痒。

【主治】湿毒疖（多发性疖肿）、暑令小疖（汗腺周围炎）、黄水疮、水疱湿疡（脓疱疮）。

【注意事项】有大疮面者慎用。

附：马齿苋溻渍方（经验方）

【处方】马齿苋 60g（鲜马齿苋 240g）。

【制法】净水洗后加水 1920g，熬煮 20 分钟（鲜者煮 10 分钟即可）过滤去渣。

【用法】用纱布 6 层在药水中浸湿，拧至不滴水为度，溻渍患处。5 分钟左右换一次，如此溻渍约 20～40 分钟。每日 2～4 次。

【功能】清热解毒，消肿止痛，除湿止痒。

【主治】风湿疡（急性湿疹）、漆疮（漆皮炎）、火丹（丹毒）、黄水疮（脓疱病）。

【注意事项】用时应新煮待冷却后即用。

柏叶洗方（经验方）

【处方】侧柏叶、苏叶各120g，蒺藜秧240g。

【制法】共碾粗末，装纱布袋内，加水2400~2880g，煮沸30分钟。

【用法】用软毛巾溻洗，亦可于溻洗后再加热水浸浴。

【主治】白疕风（银屑病）、蛇皮癣（鱼鳞癣）及其他皮肤干燥脱屑性疾患。

【注意事项】急性炎性皮损勿用。

干葛洗方（经验方）

【处方】干葛120g，明矾15g。

【制法】加水1920~2400g，煮沸15~20分钟。

【用法】温凉后浸泡手足。

【功能】去湿收干，止汗。

【主治】手足多汗症、腋部多汗。

【注意事项】脓毒性疮面勿用。

伸筋草洗方（经验方）

【处方】伸筋草、艾叶、桑枝各30g，透骨草、刘寄奴、官桂、穿山甲各15g，苏木、红花各9g。

【制法】共碾粗末，装纱布袋内，加水2400~2880g，煮沸30分钟。

【用法】浸泡患部，隔日一次。

【功能】舒筋通络，活血消瘀，散寒解凝，软坚止痛。

【主治】皮痹疽（硬皮病）、炸筋腿（下肢静脉曲张）、无名肿（象皮肿）。

【注意事项】急性炎症及破溃成疮者慎用。

龙胆草洗方（经验方）

【处方】龙胆草60g。

【制法】净水洗后加水1920g，熬煮20分钟，过滤去渣。

【用法】用纱布6层在药水中浸湿，拧至不滴水为度，溻渍患处。5分钟左右换一次，如此溻渍约20~40分钟。每日2~4次。

【功能】清热解毒，消肿止痛，除湿止痒。

当代中医皮肤科临床家丛书（第三辑） 吴绍熙

【主治】风湿疡（急性湿疹）、漆疮（漆皮炎）、湿毒疡（脂溢性皮炎）、黄水疮（脓疱疮）。

【注意事项】用时应新煮待冷却后即用。

八、熏药

（一）引言

（1）熏药疗法是我国人民在长期临床实践中以灸疗为基础发展起来的一种治疗外科、皮肤科疾病的外治法。民间流传有桑枝、谷糠、草纸等各种中药配方燃烟熏治疾病的方法。

（2）目前使用的有癣症熏方治疗癣证（神经性皮炎）、顽湿疡（慢性湿疹）、松皮癣（皮肤淀粉样变）、瘾疹（皮肤瘙痒症），均有较好疗效。其他如子油熏方对白疕风（银屑病），回阴熏方治疗慢性溃疡都有较满意的疗效。

（3）熏药治疗方法有：①纸卷法：即用易燃的草纸卷药燃熏。②火盆（或花盆）熏法：即在已燃煤球上撒药末燃熏。

（4）每日或隔日熏一次，每次 15～40 分钟。如此直至病损消退为止。

（5）熏药应保持干燥，勿使潮湿变质妨碍点燃。

（二）附方

癣症熏方（经验方）

【处方】苍术、黄柏、苦参、防风各 9g，大风子、白鲜皮各 30g，松香、鹤虱草各 12g，五倍子 15g。

【制法】共碾粗末。

【用法】用较厚草纸卷药末成纸卷，燃烟熏皮损，或火盆（花盆）熏法。每日 1～2 次，每次约熏 15～40 分钟。

【功能】除湿消风，杀虫止痒。

【主治】癣证（神经性皮炎）、顽湿疡（慢性湿疹）、松皮癣（皮肤淀粉样变）、瘾疹（皮肤瘙痒症）。

【注意事项】皮肤有急性炎症时不可熏。高血压病、心功能不全、喘证、身体虚弱者及对熏药疗法不能耐受者使用时应适当注意。

子油熏方（经验方）

【处方】大风子、地肤子、蓖麻子、蛇床子、艾叶各 30g，苏子、苦杏仁各 15g，银杏、苦参子各 12g。

【制法】共碾粗末。

【用法】纸卷法或火盆（花盆）熏法。

【功能】软坚润肤，杀虫止痒。

【主治】白疕风（银屑病）、蛇皮癣（鱼鳞癣）、松皮癣（皮肤淀粉样变）。

【注意事项】急性炎性皮损勿用。

回阳熏方（经验方）

【处方】肉桂、炮姜、人参芦、川芎、当归各9g，白芥子、艾叶各30g，白蔹、黄芪各15g。

【制法】共研粗末。

【用法】同子油熏方。

【功能】回阳生肌，助气养血。

【主治】久不收口之阴疮寒证、瘘管、顽疮（慢性溃疡）、腋瘘（慢性汗腺炎所致瘘管）、鼠疮（结核性溃疡）、穿踝瘘（踝关节结核）。

【注意事项】痈等阳证勿用。

九、药线

（一）引言

（1）药线又名药捻，是中医外科常用的一种外治法。对于一般溃疡、窦道、瘘管、痈疖等，大部分可以使用药线治疗而避免手术痛苦，短期获得良好效果。中医药线可根据所用材料和制作方法的不同而分许多种，常用的为4种：①棉纸药线：用软棉纸（常用河南棉纸），剪裁成各种长短宽窄不同的纸条，撒上药粉，搓成线状。亦有用棉纸直接搓成线状，另蘸药粉用者。②棉花药线：将洁净棉花搓成条状，另蘸药粉外用。③丝线药线：取粗细不等之丝线，用糯米汤调药粉后涂于丝线上，放平直，阴干备用。④药粉药线：用药粉与赋形剂（常用为面糊）调成糊状，搓成细条，阴干备用。

（2）临床上常用的为棉纸药线，多应用于促进疮口引流与化腐提毒。使用时要辨证阴阳以及病情从而选择药线种类。一般阴证，红肿不著，脓液清稀，用红肉药线或京红粉药线；如将愈合之阴证，可用回阳生肌药线。阳证痈疖脓腐未脱，常用红血药线；将近愈合生肌收口时，可用收干药线；如虽近愈合，但肉芽水肿，嫩肉不健康及增生胬肉时，常用银粉散药线。

当代中医皮肤科临床家丛书（第三辑） 吴绍熙

（3）棉纸药线制法：一般选用质软、弹性大、韧性强的棉纸，沿纸的长轴剪成1.5~3.0cm宽，10~15cm长的纸条。将药粉撒匀于纸上，然后对折，左手平持勿使药粉掉下，右手另持一端，折成25°角，按同一方向捻成线状，要求药线平、直、硬、紧。

（4）药线用法：根据疮口窦道方向插入，每次插至疮底后再稍抽出，勿使直接压迫疮底肉芽，妨碍愈合。每日或隔日更换一次。使用时应注意，如窦道清洁，肉芽生长良好，应撤销药线，否则药线本身将成为异物，妨碍愈合。

（5）药线的作用：①药线本身有物理引流作用。②药线中药物有清热、解毒、化腐、提脓、生肌等作用。③曾选择三种药线以其所含药粉用纸碟法作抗菌试验，发现回阳生肌药线及红肉药线所含药粉对金黄色葡萄球菌、溶血性链球菌及铜绿假单胞菌有抗菌作用；收干药线所含药粉对金黄色葡萄球菌及溶血性链球菌亦有抗菌作用。

（二）附方

京红粉（红升丹）药线（经验方）

【处方】京红粉一味。

【制法】棉纸捻成药线。

【用法】按需要长度剪成小段，用镊子夹持插入疮口内，于疮口外留约0.5~1cm长为度。

【功能】化腐提毒，去瘀杀虫。

【主治】阳证损害包括窦道、瘘管、脓疡、痈、疖脓腐未净者。

【注意事项】脓腐已尽及汞过敏者勿用。

白降丹药线（经验方）

【处方】白降丹一味。

【制法】棉纸捻成药线。

【用法】同上。

【功能】腐化坚皮。

【主治】痈疽腐肉过多或形成瘘管者。

【注意事项】汞过敏及有新鲜肉芽疮面者禁用。

红血药线（经验方）

【处方】京红粉、利马锥、轻粉各15g，血竭4.5g，乳香6g，蟾酥适量。

【制法】共研细末，棉纸捻成药线。

【用法】见引言。

【功能】解毒杀虫，化腐排脓，活血定痛。

【主治】阳证或半阴半阳证，痈疖等脓腐未脱者。

【注意事项】汞过敏及有新鲜肉芽疮面者禁用。

红肉药线（经验方）

【处方】京红粉、肉桂粉各15g，雄精、煅珍珠各3g。

【制法】共研细末，棉纸捻成药线。

【用法】见引言。

【功能】活血提脓，回阳生肌。

【主治】一般阴证窦道、瘘管、脓疡、瘰疬、鼠疮以及阴疽久溃不敛者。

【注意事项】阳证及汞过敏者禁用。

回阳生肌药线（经验方）

【处方】人参、鹿茸各15g，雄精1.5g，乳香30g，琥珀7.5g，京红粉3.75g。

【制法】共研细末，棉纸捻成药线。

【用法】见引言。

【功能】回阳生肌，养血定痛。

【主治】阴证窦道、瘘管、脓疡之趋愈合疮口。

【注意事项】汞过敏者禁用。

银粉散药线（经验方）

【处方】银粉散一味。

【制法】棉纸捻成药线。

【用法】见引言。

【功能】收干消瘀，解毒止痛，坚实虚肉。

【主治】阴证窦道、瘘管、脓疡将敛疮但嫩肉水肿者。

【注意事项】阳证初起、脓水淋漓，虽近愈合但肉芽新鲜健康者勿用。

收干药线（经验方）

【处方】银粉散、甘石粉各30g，雄精3g。

【制法】共研细末，棉纸捻成药线。

当代中医皮肤科临床家丛书（第三辑）　吴绍熙

【用法】见引言。

【功能】收干消瘀，解毒止痛，煨脓长肉。

【主治】阳证、阴证疮口趋于愈合，肉芽健康或有水肿者。

【注意事项】阳证初期及阴证初期均不宜使用。

第三节　其他疗法

《理瀹骈文·针刺法》云："外治之理，即内治之理，外治之药，即内治之药，所异者法耳。"中医理论强调"正气存内，邪不可干"，急性疮疡因感受火、热毒邪所发，初期正能胜邪，邪热不能鸱张，渐而肿势局限，疮疡消散；若正不胜邪，热毒壅滞不散，热盛肉腐成脓，导致脓肿形成，即为成脓期，此时需结合外科手法，切开引流，毒随脓泄，腐脱新生。

一、刺血法

《灵枢·九针十二原》曰："凡用针者，虚则实之，满则泻之，宛陈则除之。"指出对于气血瘀滞、邪在血分的一些病证，宜用针刺出血的方法，一通百通，瘀去邪除，瘀去新生，气血调和，故病可愈。

刺血法施治时，以乙醇消毒，用三棱针刺破出血。本法适用于以下情况。

（1）锁口疮（慢性溃疡）：如下肢静脉曲张性溃疡创缘瘢痕性增生者，啄刺周围增生组织出血，每日或隔日一次，达皮色好转，上皮新生时止。

（2）癣证（神经性皮炎）：重症苔藓样化者，啄刺出血后，再外用药物治疗，每日或隔日一次，浸润变薄时为止。

（3）酒渣鼻：血管扩张增生者，以乱刺放血后，外用颠倒散或黑布化毒膏，每周针刺 1～2 次。

二、挑治疗法

挑治疗法为一民间疗法，常用于治疗皮肤病。

1. 挑治部位

根据病损部位而定。

（1）头面部皮损可取耳背部，避开血管。面部病损可取胸骨上切迹至剑突之间。头部皮损可取与病损相对称的同侧背上部。

（2）颈背部病损取第 7 颈椎至腰部（相当于命门穴）之间，及其旁开一同身寸之部位（视病情需要），并同时取双侧乳突下方。

（3）躯干、四肢皮损可取病损周围的正常皮肤，

（4）臀部、会阴部皮损可取腰部（相当命门穴）至尾骨之间及臀下方。

（5）耳部化脓性疾病、颈淋巴结结核，及面颌部皮肤化脓性疾患可取肩部。

2. 挑治数目及所取部位之间隔

每次挑治数目视病情及患者一般情况而定，每次取 2～14 处不等。两针间隔约一同身寸。在取病损周围的正常皮肤进行挑治时，其间隔可根据病损的大小或大于或小于同身寸。

3. 疗程

根据病情而定。急性者每日或隔日一次，3～4 次为一疗程。亚急性者隔日一次，6～7 次为一疗程。慢性者，隔日一次或每周一次，10～20 次（个别病期长者，更多些）为一疗程。

4. 操作方法

根据民间流传分为两种不同手法。

第一法：

（1）用具：一寸长缝衣针一根，鲜生姜一块（无生姜季节，可用生蒜代替），刀片一个，脱脂棉。

（2）左手将所取挑治部位皮肤捏起，右手持针，向下刺入真皮，然后将针尖向上挑起再穿过皮肤，换左手持针，右手执刀片将挑起的皮肤割断。

（3）所有部位全部挑割完后，用生姜擦局部（生姜用时先削皮，姜汁越多越好）后挤血，随挤随即用棉球将血擦净，每处约挤 4～5 下即可。

第二法：

（1）用具：特制钢针一根（可用废自行车条切断磨尖而成），75% 乙醇，脱脂棉。

（2）用 75% 乙醇消毒挑治部位皮肤，左手捏起皮肤，右手持钢针，第一步将表皮挑破，第二步将针尖略向深处挑出白色纤维样物，并将其挑断。

（3）将所选部位全部挑完后，进行挤血，每处约 4～5 下，随挤随将血擦净，再用乙醇全部消毒一次。

5. 注意事项

（1）挑后出血较多者，应注意压迫止血。

当代中医皮肤科临床家丛书（第三辑）　吴绍熙

（2）如发生晕针，应停止挑治，卧床休息，按一般晕针处理。但晕针并非绝对禁忌证。

（3）出血性疾患禁用此疗法。

6. 适应证

痈，疖、疖病，毛囊炎，急性湿疹，慢性穿通性毛囊炎，乳头状皮炎，痤疮继发感染，痔疮，感冒，头痛，高血压病，失眠，中耳炎，淋巴结结核。

7. 辅助治疗

视病情而定。一般疖、疖病、毛囊炎、痤疮继发感染挑治外可用花椒水或芒硝溶液洗局部，每日 3～4 次，保持局部清洁、干燥。其他适应证视病情可配合其他适当的治疗。如痈可在一定时期内辅以外用药物治疗等。

三、刺激法

用梅花针或七星针乱刺皮损，以不出血为度，适用以下情况。

（1）白驳风（白癜风）：经刺后外搽三黄粉，促进色素生长。

（2）瘾疹（皮肤瘙痒症）：可按经络打刺，以达止痒目的。

（3）其他：如痦瘟（荨麻疹）、缠腰火丹（带状疱疹）等皆可用此法。

四、缠扎法

1. 宽布带或弹性绷带缠扎法

用 10～20cm 宽带缠扎，多用于下肢疾患，如下肢静脉曲张、结节性红斑、结节性静脉炎等，自足趾开始渐次向小腿缠扎，促进血液回流。

2. 布巾折叠法

用 20～30cm 宽（长短按部位需要而定）之布巾 6～8 块互相折叠层层压紧包扎，多用于四肢或胸腹部创面或溃疡，促进愈合。

3. 压迫包扎法

用同病损大小相当平坦铅板一片，经煮沸消毒后（不直接接触疮面者可不消毒）置于皮肤上加压包扎，以阻止组织增生，利于病损吸收。多用于浮肿增生肉芽面、烫灼伤后之增生性瘢痕、瘢痕疙瘩、血管瘤等。

4. 逆行包扎法

逆行包扎，迫使趾、指甲外露或疮口张开，易于排脓，常用于嵌甲及增生不良的疮面（如合谷、委中处）。

五、吸引法

1. 拔筒法

用于痈疽已成，脓栓不得排出时，以用药煮过的竹筒拔之。

（1）竹筒的制造：用口径一寸左右，长七寸的鲜竹一段，一端留节，靠节钻一小孔以木塞塞紧，将以下群药入竹筒内，外用葱塞后，水煮（以物压住竹筒免浮起）备用。

（2）处方：羌活、独活、紫苏、艾叶、鲜菖蒲、甘草、白芷各 15g，连须葱 90g。

（3）用法：先将脓头刺破，把竹筒内药倒出，速压在疮口上，自然吸住，待脓流出后，将竹筒上木塞拔去，除掉竹筒即可。

2. 拔罐法

用口径不同的瓷罐或玻璃罐，以纸片燃烧或乙醇棉燃烧后，用于吸引脓栓，或按经穴拔罐治疗痦瘟（荨麻疹）、瘾疹（皮肤瘙痒症）等皮肤疾患。

六、热罨法

1. 炒青盐法

炒青盐装袋热敷顽湿疮（慢性湿疹）、瘑疮（钱币状湿疹）、脚气疮（下肢湿疹），可止痒消坚皮。

2. 炒麦麸法

炒麦麸热敷，治皮肤干燥瘙痒、癣证（神经性皮炎）、蛇皮癣（鱼鳞癣）。

3. 坎离砂法

坎离砂粉兑醋拌匀，盛布袋内，隔布罨敷。治寒腿疼痛、顽湿疡（慢性湿疹）、癣证（神经性皮炎）。并可用于外搽药膏后罨敷。

（1）坎离砂制法：铁砂 4800g，入砂锅内，锻红为度，取出用米醋淬之，俟其冷后再将麝香 3g、活血定痛散 60g，拌匀装袋备用。

（2）活血定痛散（《圣济总录》方）组成：乳香、没药、香附、当归各 2880g，延胡索 4500g，骨碎补 4500g，以上共为细末。

七、其他

皮下埋针、耳针、毫针等皆常应用于皮肤疾患，不再赘述。

（高　倩　张怀亮）

当代中医皮肤科临床家丛书（第三辑）　吴绍熙

第五章 用药心得

第一节 内治法用药心得

清代医家高秉钧在其所著《疡科临证心得集》中云："夫外疡之发也，不外乎阴阳、寒热、表里、虚实、气血、标本，与内证异流而同源者也。"尽管各类皮肤病各具不同的特点及外在表现，依中医的整体观，以四诊、八纲、阴阳、寒热、表里、虚实、气血、标本归纳，辨证施治，确定治则，遵从"异病同治，同病异治"的原则，灵活应用各类药物，便可收到预期的疗效。

张仲景曰："疮家身虽疼痛，不可发汗，发汗则痉。"陈实功著《外科正宗》中记载："盖疮全赖脾土，调理必要端详。"《医学入门》云："盖托里则气血壮而脾胃盛，脓秽自排，毒气自解，死肉自溃，新肉自生，疮口自敛。"内治法是中医外科临床整体观的集中体现。具体运用包括解表法、通里法、清热法、温通法、祛痰法、理湿法、行气法、活血法、内托法、补法、养胃法等。

中医治疗皮肤病，通过内治法和外治法，前文已在内服及外用药处方中按不同剂型列出并加以说明。本章重点说明药物在皮肤科临床应用经验。

一、利湿药

皮肤科常用利湿药如表 5-1 所列。

表 5-1 皮肤科常用利湿药

药名	性味	归经	功效	临床应用	禁忌	常用剂量
薏苡仁	甘淡，微寒	脾、胃、肺	健脾渗湿	健脾胃、祛风湿。生用于湿热性风湿疡，炒用于湿气性风湿疡。亦常用于疣证（青年扁平疣）	有文献记载孕妇忌用	6~30g

药名	性味	归经	功效	临床应用	禁忌	常用剂量
茯苓	甘，平	心、肺、脾、胃、肾	云茯苓健脾补中、利水渗湿。茯苓皮清除湿热、利水退肿	湿盛者多用云茯苓，热盛则多用赤苓皮。为除湿胃苓汤、清脾祛湿饮及消风导赤汤之主药	有文献记载畏白鲜皮者，但实多伍用	6～30g
猪苓	甘，平	肾、膀胱	利水渗湿，消肿开腠理	湿气性风湿疡，溲赤不利者	无湿溲多者	6～9g
木通	苦，寒	心、肺、小肠、膀胱	降火利水，宣通湿滞	湿热性风湿疡，溲赤不利者	精滑气弱者、孕妇	6～12g
泽泻	甘，寒	脾、胃、肾	利水除湿	常用湿热性湿疡，如与补脾中药合用则性缓。亦适用于湿气性风湿疡。为六味地黄丸成分之一	无湿阴虚者	6～9g
车前子	甘，寒	脾、肾、肺、小肠	利水通淋，清热明目	多用于湿热性湿疡溲赤者。本品甘寒非苦寒，因而有强阴益精之功，故利水之中不损真气。湿气性湿疡亦常用之	—	6～9g
地肤子	苦甘，寒	膀胱	利小便，除湿热	用于湿疡、痞瘤、瘾疹、女阴瘙痒、肛门顽湿，偏于湿热性者	溲频无湿热者	6～15g
防己	大苦辛，寒	膀胱、肺	利小便以退肿，除风湿以止痛	多用下肢湿疡类疾患，可清下焦脉络。湿热兼有风湿身痛、关节痛者用此更宜	阴虚内无湿滞者	1.5～9g
滑石	甘，寒	胃、膀胱	清热除湿，利水通淋	多用于湿热性皮肤病，溲赤者。除湿胃苓汤有之	脾虚气弱者、孕妇	6～15g
茵陈	苦，平微寒	脾、胃、肝、胆	除湿热，退黄	皮肤病内蕴湿热、湿气者可用	阳虚者	3～18g
草薢	苦，平	肝、胃	分清去浊，除风湿利关节	血风疮以及皮肤病有湿而溲浊者	阴虚无湿热者	3～15g

二、疏风解表药

皮肤病因风邪而致者甚多,如痞瘤、瘾疹、白癜风等。祛风之药在此常用。临床所见皮肤病风湿合邪者也不少,如头颈部湿疡现发者,多由内有湿热外受风邪所致。颜面潮红焮肿,治疗之法除用清热去湿剂外,常用防风、荆芥穗、菊花、蝉蜕等疏风。由于风能胜湿,故祛风为皮肤病应用很广之法。

皮肤科常用疏风解表药如表5－2所列。

表5－2　皮肤科常用疏风解表药

药名	性味	归经	功效	临床应用	禁忌	常用剂量
防风	甘辛,温	肝、大肠、三焦	散表发汗,祛风胜湿	用于风寒在表或胸腹以上皮肤病,如痞瘤、瘾疹、风湿疡。为荆防败毒散之主药	阴虚火旺无风邪者	3～9g
白芷	辛,温	肺、胃、大肠	祛湿散风,排脓生肌	芳香通九窍,常用于颜面诸疮如风癣、黧黑黯黮,以及痈毒以托里排脓、消肿止痛	血虚有热者	3～9g
蝉蜕	咸甘,寒	肺、肝	祛风散热,透疹止痒	用于风热所致皮肤病如痞瘤、风癣、面部湿疡	虚证无风者	3～9g
全蝎	咸微辛,平,有毒	肝	祛风镇惊	主治瘾疹、顽癣,顽湿疡。为全虫方主药	体虚非真风者慎用	3～9g
僵蚕	咸,平	肝、脾、心、肺	祛风化痰,止痒化坚	用于痞瘤、顽癣、瘾疹。及痈、瘢痕硬结	阴阳两虚者	3～9g
刺蒺藜	辛苦,温	肝、肺	散风	泻肺以胜湿,通达腠理以除风湿之邪。常用于瘙痒性皮肤病及白癜风等	虚汗多者	3～15g
威灵仙	苦,温	膀胱	祛风湿,通络止痛	用于顽癣、银屑病、顽湿聚结。与土茯苓配伍可治梅毒	血虚神弱者	9～15g
荆芥	辛,温	肺、肝	发表祛风,清利头目	风湿疡、颜面红肿者多用荆芥穗。与清热利湿药配伍治疗痞瘤。为麻黄方、荆防方主药	内风及疮疡已溃者	3～9g
浮萍	辛,寒	肺	发汗解毒,行水消肿	用于痞瘤、瘾疹以解毒祛风热。用紫背浮萍配成浮萍丸治疗痞瘤、白癜风,油风脱发等。	自汗体虚者	3～9g

89

药名	性味	归经	功效	临床应用	禁忌	常用剂量
麻黄	辛微苦，寒	肺、膀胱	发汗利水平喘	**瘰疬**日久风邪郁于腠理，用麻黄宣发以祛风邪。秦艽牛蒡汤中用蜜炙麻黄。并为麻黄方主药。在阳和汤中麻黄得熟地则不发表，熟地得麻黄则不凝滞，相伍为用有温经回阳之功	表虚自汗，肺虚喘咳者	0.9~6g

三、清热药

皮肤病由邪热火毒而致者甚多，疔、疖、痈、丹毒等急性化脓性皮肤病都不离火因。外感六淫郁久化热，内伤七情，皆能生火。常用金银花、连翘、蒲公英、紫花地丁等清热降火药。热在血分者如血风疮、血热性白癜风等，更用清热凉血之药，如丹皮、赤芍等。对湿气性湿疡类疾患，则多用清热燥湿药如黄连、黄芩、龙胆草等。对湿毒疡除清热除湿外亦佐以解毒。对风热合邪而面游风、瘰疬，于清热之外尚需助以辛凉疏风。此外缠腰火丹（带状疱疹）发于肋部，属肝胆之火，则用龙胆泻肝汤。肺风粉刺、酒渣鼻属肺火，则清肺火，唇风、火燎疮属胃火，则清胃火。皮肤病热盛大便秘结，或上部湿火诸症，每用寒下药以清热泻火，如大黄等，为简化计亦并入清热药中。

皮肤科常用清热药如表5-3所列。

表5-3　皮肤科常用清热药

药名	性味	归经	功效	临床应用	禁忌	常用剂量
龙胆草	苦，寒	肝、膀胱	清热泻火祛湿	用于湿热性湿疡及缠腰火丹。为龙胆泻肝汤主药。亦为头部及耳部皮肤引经药	虚热证，脾胃虚寒者	3~9g
栀子	苦，寒	心、肝、脾、胃	清热泻三焦火	用于湿热性皮肤病如酒渣鼻、肺风粉刺等。为龙胆泻肝汤成分之一	脾胃虚寒者	3~9g
苦参	苦，寒	心、肝、胃、大肠、小肠	燥湿清热，杀虫利尿	为治疗湿热性皮肤病常用药。适用于胃肠湿热	脾胃虚寒者	3~12g
白鲜皮	苦，寒	脾、胃、膀胱、小肠	止痒除湿，清热解毒	用于湿热性湿疡、顽癣瘙痒者	孕妇	9~30g

当代中医皮肤科临床家丛书（第三辑）　吴绍熙

药名	性味	归经	功效	临床应用	禁忌	常用剂量
黄连	苦，寒	心、肝、胆、胃、大肠	清热除湿，泻火解毒	用于湿热性皮肤病如疖、疔、痈、丹毒等。很多清热除湿方都有	脾胃虚寒泄泻者	1.5~9g
黄柏	苦，寒	肾、膀胱、大肠	清热燥湿，泻火解毒	清下焦湿热。常用腿部湿毒疡，偏于湿气性者用炒黄柏	—	3~9g
黄芩	苦，寒	心、肺、胆、大肠、小肠	泻火解毒，清湿热	清上焦湿热。用于肺风粉刺、酒渣鼻等。具有泻十四经火之功能	脾胃虚寒者	6~12g
茜草根	苦酸，寒	肝	止血凉血，祛瘀生新	用于血热所致皮肤病或有瘀滞者。常用于血风疮、瓜藤缠等	虚汗证	6~9g
槐花	苦，平	肝、大肠	清热解毒，凉血止血	用于风湿疡日久化热成毒者、血热性银屑病、痈、疔等。为土槐饮之主药	非实热证	6~30g
粉丹皮	辛苦，微寒	心、肝、肾	清热凉血，活血化瘀	用于热在血分及血瘀而痛之皮肤病。常用于血风疮、瓜藤缠、血热性银屑病等	血崩、行经不尽者	6~12g
蒲公英	苦甘，寒	脾、胃	解毒散结	为皮肤病解毒消肿之要药，常用于痈、疖、疔、毒及风湿疡	中虚血寒者	9~30g
金银花	甘，寒	肺、胃、心、脾	清热解毒	为皮肤科清热解毒主药，常用于痈、疖、疔、毒、脱疽、乳痈和湿毒疡等化脓性及风热所致皮肤病。为很多清热解毒方剂主药	—	9~30g
连翘	苦，微寒	心、肺	清热解毒，散结消肿	用于痈、疖、湿毒疡。为连翘败毒膏主药	虚寒阴证	6~15g
土茯苓	甘淡，平	肝、胃	祛湿热，解毒利水	用于顽湿疡、梅毒。为土槐饮之主药	—	12~30g
大黄	苦，寒	脾、胃、肝、心包、大肠	下肠胃秘滞，泻血分实热	用于便结、下焦实火热盛之皮肤病	经期、孕妇及产后虚弱、肠胃虚积滞者	3~15g

四、补益药

皮肤科应用补益药，亦根据临床气虚、血虚、阴虚、阳虚之见证不同，审证用药。一般顽固湿盛皮肤病多因脾气虚弱，而疮疡溃后又多见血虚之象，因属虚证故又需辨阴阳，立法用药。下面介绍皮肤科应用补益药原则。

（1）外疡已成，由于气血不足不能托毒外出，宜用补气内托。

（2）外疡溃后，脓腐已脱，火毒已尽，气血大伤，当用补血养气药以和胃健中，生肌长肉。

（3）慢性皮肤溃疡，体虚久不愈合者，当助气养血以使生肌。

（4）蒺藿之亏所致皮肤病如蛇皮癣等，血虚不能润肤，肌肤甲错，当补气养血。

（5）血燥性白疕，风盛血燥不能养肤，常用养血润肤。油风脱发症当养血消风。

（6）慢性皮肤病日久体虚者，如顽湿疡脾虚积滞，则应健脾益气以助运化。

皮肤科常用补益药如表 5－4 所列。

表 5－4　皮肤科常用补益药

药名	性味	归经	功效	临床应用	禁忌	常用剂量
人参	甘微苦，温	脾、肺	补气健脾，益血生津	久病体虚多以参芪补益。如虚性脱发、蒺藿之亏所致皮肤病、疮疡、脱疽等溃后久不愈合。为补益之主药	实邪火热证。反藜芦，畏五灵脂	1.5～9g
黄芪	甘，温	肺、脾	补气固表，托里排脓	助气养血，托里排脓，多用于痈疽溃后。黄芪具有实皮毛，益胃气，固表敛汗之功，为治日久脾虚顽固性皮肤病如顽湿疡、蒺藿之亏、皮痹疽、脱疽等证之主药	毒热实证	9～30g
甘草	甘，平	通行十二经	清火解毒，补益脾胃，调和诸药	清火解毒用生甘草，补益脾胃用炙甘草。处方中常加甘草以调和诸药。用于土槐饮中以解毒	脾胃湿盛中满者。反大戟、芫花、海藻、甘遂	3～9g
山药	甘，平	脾、胃、肺、肾	益气健脾胃，强阴补肺肾	益气健脾以治年久顽湿疡，滋肾以治虚性脱发	湿热盛，实邪者	9～30g

药名	性味	归经	功效	临床应用	禁忌	常用剂量
当归	甘辛，温	心、肝、脾	补血活血，调经润燥	养血润肤以治血燥性白疕、血虚脱发、脱疽以及产后血虚、乳痛诸症。补血活血以治脱疽、瓜藤缠等证	脾湿中满者	6~15g
何首乌	苦甘涩，温	肝、肾	补肝肾，敛精气，养气血，乌须发	常用治血虚脱发及青年白发	实邪火证	9~18g
苣胜子	甘，温	肺、脾	补气固皮，养血生发	养血生发，为苣胜子方主药	毒热之证	9~15g
肉桂	辛甘，大热	肝、肾	温中补命门之火，散寒治痼冷沉寒	用于命门火衰、虚寒如皮痹疽、脱疽、阴疽瘰疬等	阴虚阳盛者及孕妇	0.9~6g
熟地	甘，微温	心、肝、肾	滋阴补血，乌须发	用于血虚血燥所致诸症如蛇皮癣、虚性脱发、白发、血燥性银屑病、血风疮以及阴疮、脱疽等	脾胃虚寒者	9~30g
干生地	甘苦，寒	心、肝、肾	滋阴养血，清热	养血润肤以治血燥白疕、顽湿、瘾疹、藜藿之亏	脾胃虚寒者	9~30g
鲜生地	甘苦，寒	心、肝、大肠	清热凉血，消瘀	用治瓜藤缠、阴虚毒盛诸证	脾胃盛寒者	9~30g
菟丝子	甘辛，温	肝、肾、脾	补肝肾，助阳益气	用治肝肾虚弱毛发脱落诸症如油风脱发等	阳邪狂热者	6~12g

五、活血通络药

由于经络阻隔，气血凝滞，郁久而化热，热盛肉腐则生痈疽。如血遇塞而凝形成瘀血，则为瓜藤缠等病之成因。脉为血府，如热盛迫血妄行，溢于脉络之外，则见血风疮等症。如湿气凝滞，气血壅塞则成顽湿聚结。

根据以上不同病因则活血通络之应用方又分为行气活血和祛瘀活血。临床上又须辨寒热虚实之不同而选择用药。

皮肤科常用活血通络药如表5-5所列。

表5-5 皮肤科常用活血通络药

药名	性味	归经	功效	临床应用	禁忌	常用剂量
丹参	苦,微寒	心、肝	活血祛瘀,调经止痛	常用于瓜藤缠	反藜芦	3~15g
红花	辛苦,温	心、肝	活血通经,破瘀生新	用于血风疮、瓜藤缠、血热性银屑病等	孕妇	3~9g
凌霄花	酸,微寒	心包、肝	活血凉血,破瘀通经	用于血热生风之皮肤病如血风疮、肺风粉刺、酒渣鼻等	孕妇	3~9g
赤芍	苦,微寒	肝	活血通经,消痈肿	用于血风疮、酒渣鼻、痈、疖等	无瘀滞者	3~12g
穿山甲	咸,微寒	肝、胃	通络下行,消肿溃脓	炒用于疖疗酿脓不溃,溃而不畅。如溃后生肌、腐未脱出者则穿山甲炭	疗毒慎服	3~9g
皂角刺	辛,温	肝、胃	消痈溃脓,搜风止痒	常用于顽固性瘾疹及痈疖未溃,溃后脓出不畅者。全虫方成分之一	痈疽已溃者及孕妇	3~9g
乳香	辛苦,温	心、肝、脾	活血定痛排脓	用于痈肿疼痛及皮肤病血瘀作痛者。仙方活命饮成分之一	痈疽已溃无瘀滞者	3~9g

当代中医皮肤科临床家丛书(第三辑)

吴绍熙

六、常用验方

瘦肉60g,柏叶6g,水煮饮汤,生发。

羊蹄根粉每次9g,日服2次,治癌瘤、皮肤瘙痒症。

紫珠草粉每次3g,日服2次,治各种出血。

鹿角粉每次3~9g,日服3次,共服3~5天,消乳核、乳聚。

牛肚、羊肚或猪肚包大蒜煮食治腋臭。

白糖炒成焦状内服治瘩瘤(荨麻疹)。

第二节 外治法用药心得

高秉钧在《疡科心得集》中云:"盖以疡科之证,在上部者,俱属风温风热,风性上行故也;在下部者,俱属湿火湿热,水性下趋故也;在中部者,多属气郁火郁,以气火之俱发于中也。其间既有互变,十证中不过一二。"

《灵枢·痈疽》云："夫血脉营卫，周流不休，上应星宿，下应经数。寒邪客于经络之中，则血泣，血泣则不通，不通则卫气归之，不得复反，故痈肿。寒气化为热，热胜则腐肉，肉腐则为脓，脓不泻则烂筋，筋烂则伤骨，骨伤则髓消，不当骨空，不得泄泻，血枯空虚，则筋骨肌肉不相荣，经脉败漏，熏于五脏，脏伤故死矣。"外治法是中医外科临床的常用治法，主要体现在将局部辨证与整体观思想相结合，按疾病的规律实施治疗。

中医外用药的来源有动物性、矿物性及植物性三类，在外用时具有清热、消肿、解毒、收干、敛湿、止痒、止痛、活血、散瘀、化腐、生肌、固皮等不同作用。以下分述之。

一、动物药

多用动物的身体或某一部分组织焙干后轧成粉末，或将动物体烧成炭轧末。可混入粉剂、药膏及膏药内以外用。

皮肤科常用动物药如表5-6所列。

表5-6　皮肤科常用动物药

药名	性味	来源	外用功效	临床应用
麝香	辛，温	雄麝之脐与阴茎间的腺囊分泌物干燥制成。	活血通络，防腐	常加入在药膏、药粉或膏药中以治瘢痕、瘰疬、瘿瘤诸证，有活血消散作用。内服药如西黄丸、醒消丸有此味药
海螵蛸	咸，微温	乌贼的脊骨	收敛止血	加入外用药中以治疮疡渗水多者。顽固肥厚皮损用其疏松面摩擦以代手抓
珍珠	甘咸，寒	蚌类动物或珍珠贝的一种分泌物层叠而成	生肌敛疮	用于溃疡及疮口趋向愈合时
蜂蜜	甘，平	蜜蜂酿成的糖类物质	滋润皮肤，解毒止痛	常调药粉外用，如铁箍散膏
蜈蚣	辛，温，有毒	多足类蜈蚣科昆虫蜈蚣，以虫体干燥后供药用	镇痉解毒	为黑布膏成分之一。锯痕症可加重用之。内服药如全虫方、紫云风丸均有此味
斑蝥	辛，寒，有毒	节肢动物昆虫纲动物斑蝥，以干燥尸体供药用	引赤发疱	为皮肤科刺激药。可入粉剂、药膏或酒浸后外用。常治顽癣、油风脱发及慢性肥厚鳞屑性皮肤病
象皮	甘咸，寒	脊椎动物哺乳纲象科动物象之干燥外皮切块或轧成粉末	生肌敛疮	用于慢性溃疡疮口久不愈合者。生肌散内有此味

药名	性味	来源	外用功效	临床应用
凤凰衣	淡，温	为家禽类鸡卵壳内之薄白皮	护伤止血，生肌	用于一般慢性难愈合之溃疡、结核性溃疡，可固皮生肌。贴之尚可止刀伤出血、舌出血
蟾酥	甘辛，温，有毒	为两栖类蟾蜍科动物蟾蜍之耳腺分泌物制品	解毒，消肿止痛	与麝香等为末外敷疮口再外盖药膏以治痈、疽、疮肿可消肿止痛。内服药梅花点舌丹，外用药蟾酥锭均有此味
露蜂房	甘，平，有毒	为大黄蜂或胡蜂之巢	解毒疗疮	外用治诸疮脓毒、瘾疹等。新拔膏棒内有此味
鳗鲡	甘，平，有毒	鱼类鳗鲡科鳗鲡	和血补气	气血失和所致白癜风

二、矿物药

外用药中属于矿物类者，包括自然界天然矿产及其加工炼制而成的丹药，前者如雄黄，后者如轻粉、白降丹等。矿物药中如轻粉、白降丹、粉霜等均为汞制剂；樟丹、官粉、密陀僧等为铅制剂；砒石、雄黄、雌黄等为砷制剂；明矾、白石脂等为铝的化合物。这些药物多数制成粉剂外用，少数水溶性者亦可制成水溶液作洗涤、湿敷剂应用。

皮肤科常用矿物药如表 5-7 所列。

表 5-7　皮肤科常用矿物药

药名	性味	来源	外用功效	临床应用
汞	辛，寒，有毒	汞矿提炼而成	解毒，杀虫，平胬肉	汞性重坠不易研细，故须与其他药物共研成面。外用治顽疮等症，常用有银粉散、红升丹等。
轻粉	辛，寒，燥烈有毒	为汞、白矾、食盐烧炼而成的汞制剂	解毒，杀虫化腐	用于化脓性皮肤病及梅毒。常用于复方中，如止痒药粉内有此味
粉霜	辛温，有毒	轻粉再加热烧炼而成	解毒，杀虫化腐	用法略同轻粉，为粉霜神丹之主药。外用于增厚性皮肤病
琥珀	甘，平	为松杉科植物之树脂，埋没土中，经久而成	活血消肿，固皮生肌	常用于治疗白癜风。于生肌药物内亦常用之
白降丹	辛辣，有剧毒	为汞等烧炼之制剂	化腐，解毒，蚀恶肉	疮疡脓成不溃者，水调少许点脓头上即溃。并可制成药线腐蚀恶肉。尚治赘瘤、息肉、瘘管等。腐蚀时有强烈疼痛，应注意

当代中医皮肤科临床家丛书（第三辑）　吴绍熙

药名	性味	来源	外用功效	临床应用
砒石	辛酸，大热，有大毒	砷矿石	疗恶疮，去腐，蚀恶肉	外用治疗鼠疮、结核，有去腐之功
煅石膏	辛甘，大寒	脱水硫酸钙	清热，消肿，收敛	粉剂外用于烫火伤及湿疡诸症
雄黄、雌黄	辛，温，有毒	属砷矿石，产于火山口附近。生于山之阳者名雄黄，品质最好，赤如鸡冠，明彻不臭者叫雄精。生于山阴色暗黑者，名雌黄	燥湿，杀虫，解毒，止痒	常用于湿气性风湿疡、顽癣、秃疮，为雄黄解毒散之主药，为三黄粉成分之一
硫黄	酸，温，有毒	天然产之硫黄矿石	解毒，杀虫，止痒	常用于肺风粉刺、酒渣鼻，为颠倒散之主药，亦治疥疮、顽癣等，如硫黄胡椒膏中有此味
硇砂	咸苦，有毒	非金属盐类，为等轴晶系矿物	软坚散结，温通消散	渗透力强，皮损为硬结、浸润或角化增殖者可加此药作软坚消散用。新拔膏棒内有此药
炉甘石	甘，平	为异极矿类之矿石	收湿，退赤，生肌	粉剂油调外用于风湿疡渗水糜烂、烫火伤等，水飞甘石极细，为外用粉剂，收干生肌膏内有此味
滑石	甘，寒	为平斜形矿石	清热，退赤，收湿	用于痱子、湿疡、流水糜烂等。常用之痱子粉内有此味药
硼砂	甘咸，凉	硼砂矿之矿石，溶于水中除去杂质后结晶而成	清热解毒防腐	主要用于鹅口疮、咽肿、目赤肿痛诸症，为青黛散之成分。
石灰	辛，温，有毒	石灰石经加热烧炼而成	收湿敛干，止血，蚀恶肉	常用于痈疽、溃疡、烫火伤、赘疣等，为水晶膏之成分
寒水石	辛咸，有毒	为硫酸盐类矿物之一种，亦为方解石之一种	清热消肿止痒	用于湿毒疡。新三妙散有此味，或调入清凉膏内外用
官粉（铅粉）	辛，寒，有毒	为铅制成的白色粉末	燥湿，敛疮	用于治疗湿气性风湿疡，为粉剂或膏药基质的成分之一，如止痒药粉，脱色新拔膏
樟丹（铅丹、黄丹）	辛，微寒，有毒	金属矿石类，由黑铅炼成	收敛杀虫，解毒	用于湿毒疡、顽湿疡、黄水疮等。为粉色干燥药粉之主药，亦为制膏药不可缺少的一种主要原料

药名	性味	来源	外用功效	临床应用
明矾	酸湿，寒	为明矾石经加工提炼而成	收敛防腐，清热解毒	常用做溻渍及洗涤剂，并可加入粉剂中外用，如雄黄解毒散有此味
密陀僧	咸辛，平，有微毒	为精制银矿之热矿石末，加铁屑去硫，再加铅熔合使铅酸化，按精炼之吹灰法制成之副产品	收敛防腐，止汗止血，去臭味	治狐臭、多汗症、汗斑等。为腋臭散之主要成分
枯矾	酸涩	为明矾加热脱水之煅制品	燥湿，收干	配入粉剂中治湿疡症有渗水者，浸泡或撒布治多汗症。为腋臭散成分之一
白石脂	甘酸，平	为五色石脂之一种	收干敛湿	配入粉剂中治湿气性风湿疡、面部黑斑、酒渣鼻等
赤石脂	甘咸涩，温	为五色石脂之一种	收干敛湿	配入粉剂中治湿气性风湿疡及酒渣鼻等。内服除湿药方内加此味

三、植物药

多由植物的根、茎、叶或种子晒干轧成细粉外用。或将植物药置香油中浸泡煎熬，使其有效成分溶入油内制成药油，或加入醋成药膏，或加入樟丹熬成膏药。植物药亦常熬水作为洗药。临床上还常取新鲜植物或其浆汁以作治疗用，如用马齿苋捣烂敷红痛焮肿病损等。

皮肤科常用植物药如表5-8所列。

表5-8　皮肤科常用植物药

药名	性味	外用功效	临床应用
茯苓	甘，平	收干燥湿	与白芷粉、三黄粉混合外用治面部黧黑黔黵、雀斑等。亦常外用治湿气性风湿疡
苍术	苦，温辛烈	收干燥湿	合黄柏为二妙散，治风湿疡、黄水疮等
地榆	苦酸，微寒	解毒消肿，收敛止血	与去湿药粉混合油调外敷治湿热性风湿疡。亦可混入清凉膏中用于烫伤、面游风等
白芷	辛，温	活血消肿，生肌止痛	与云苓粉或三黄粉配伍，或入洗方中治疗黧黑黔黵

当代中医皮肤科临床家丛书（第三辑）　吴绍熙

药名	性味	外用功效	临床应用
紫草	甘咸，寒	凉血解毒，活血消肿	常加入药粉或药膏内治烫伤、湿毒疡、瓜藤缠。为紫色消肿膏及紫草茸油之主药
豨莶草	苦，寒，有微毒	活血通络，散风利湿	煎汤外洗治疗湿疡证、瘾疹、痦瘤等
蒲公英	苦甘，寒	清热解毒	全草捣烂外敷治狐尿刺及解蛇咬毒。煎水外洗治疔，痈初起，丹毒，发际疮，顽湿聚疖。为蒲公英膏之主药
黄连	苦，寒	清热解毒，消肿祛湿	常油调粉或配黄连膏外用。治湿热性风湿疡及皮损嫩红热盛者
黄柏	苦，寒	清热解毒，收湿敛干	常油调粉外用治湿热性皮肤病，为去湿药之主药，二妙散、三妙散均有此味
青黛	咸，寒	清热解毒	与黄柏、寒水石配成新三妙散治湿热性风湿疡、胎敛、黄水疮。为青黛散及新青黛散之主药
儿茶	苦涩，平	清热生肌，敛疮	为生肌类药之主要成分，生肌散中有此味
五倍子	酸，平	收敛止血	加入药粉、药膏中外用治湿气性湿疡及鹅掌风。为黑布药膏之主要成分
血竭	甘咸，平	行瘀止痛，生肌敛疮	用于各种疮面。为紫色疽疮膏成分之一
乳香	辛苦，温	活血定痛，防腐生肌	研粉撒疮面或加入药膏中外用治疮疡疼痛及促进生肌愈合。收干生肌膏中有此味
百部	甘苦，微温	灭虱杀虫，祛湿止痒	百部酒可用于虱病、痦瘤、瘾疹等
羊蹄根	苦，寒	杀虫解毒	酒浸外用治脚蚓证、刀癣。
胡椒	辛，热	止痒	研细外用，常用量为 10～30g。用治慢性瘙痒性皮肤病。硫黄胡椒膏内有此味。
川椒	辛，温，微毒	温通止痒，解毒杀虫	外用药中加 10～30g 治疗瘙痒症皮肤病，为消毒油之主药。急性渗液者禁用
冰片	辛苦，微寒	清热消肿，止痒止痛	外用药中加 0.3～20g 治疗瘙痒性皮肤病。外用药中加少量可以止疮面疼痛

药名	性味	外用功效	临床应用
肉桂	辛甘，大热	消散寒凝，通达气血	加入三黄粉中用生姜蘸擦，治疗油风脱发及白驳风。亦用于阴疽、阴疮之类。为红肉药粉、回阳生肌药粉成分之一
樟脑	辛，热，有毒	温散，止痒止痛	外用药中加 2～10g 治疗瘙痒性皮肤病。配成乙醇制剂治疗跌仆损伤，瘀滞肿痛等症。亦可制成膏剂治疗冻疮

四、常用验方

鲜芦荟外搽或蘸药粉外搽皮损，常用以止痒解毒。

生姜外搽或蘸药粉外搽，常用以和血、生色素、长毛发。

茄蒂蘸三黄粉外搽用以生色素，常治疗白癜风。

青杏或嫩核桃皮外搽，可止痒，脱皮治顽癣。

穿山甲外搽皮损，可止痒以治癣证。

海螵蛸外搽，可吸水去厚坚皮。

无花果叶煮水外洗，治脱疽（闭塞性脉管炎）、冻疮。

龙葵煮水外洗治痔疮。

獾油外搽治烫伤、灼伤及痔核焮发。

马钱子磨面，水调外敷，消痔核。

牛皮屑草（俗名牛角弯）白浆，点疣赘可脱。

鲜瘦牛羊肉片外贴治疗慢性丹毒。

冬虫夏草30g泡白酒120g，浸7日后外搽，可助生发。

黑矾30g、水500g，煮后洗头治白发。

榧子、黑胡桃捣碎煮水洗治白发。

大蒜汁浸海螵蛸块，外搽扁平疣可脱。

鼠妇（即潮虫子）吸血，可去毒止痛，用治蜂、蝎螫。

大蜘蛛在清水碗内吐丝后，吸脓治疮。

野艾叶或混合烟叶，揉软后纸卷燃熏治癣证（神经性皮炎）、顽湿癣（慢性湿疹）等慢性皮肤病。

木梳常梳乳房可消乳聚。

鲜绿豆芽捣糊外涂治丹毒、腮腺炎。

新百合捣汁调紫色消肿粉外治婴儿头部血肿。

鲜马齿苋或鲜败酱草糊外用可消炎，用治未成脓之疖、痈。

楮树白浆外涂治秃疮、白癜风。

夹竹桃花塞鼻，可治鼻出血。

鲜白凤仙花捣烂外贴治手、足灰甲。

鲜如意草捣烂，或水煎外洗，治疖、痱子。

皮硝用水冲外洗，治肺风粉刺（痤疮）、酒渣鼻。

龟板散（市售）花生油调外用治胎敛（婴儿湿疹）、湿毒疡（脂溢性皮炎）。

松花粉外撒布治痱子、小儿间擦疹。

第三节　皮肤科常用引经药

引经药是中医用药的一大特点。由于病损发生在不同部位，为了加强内服药的作用，往往于处方中加入引经药。生于头部者常用藁本、川芎，面部多用菊花，耳轮用龙胆草，上肢用片姜黄、桂枝，腰部用杜仲，胸部用厚朴，下肢用牛膝、木瓜等药，现分述如下（表5-9）。

表5-9　皮肤科常用引经药

药名	性味	归经	功效	临床应用	禁忌	常用剂量
藁本	辛，温	膀胱	发表散风寒湿邪	主要用于头部皮肤病引经药	血虚者	3～9g
菊花	甘苦，微寒	肺、肝	解毒除风热，养肝明目	主要用于颜面潮红焮肿引经药	气血虚者	3～15g
杜仲	甘辛，温	肝、肾	补肝肾，壮筋骨	主要用于腰背引经药	阴虚火炽者	6～15g
姜黄	苦辛，温	肝、脾	活血行气，破瘀通经止痛	主要用于上肢引经药	虚痛者	3～9g
牛膝	苦酸，平	肝、肾	活血通经，通利关节，引血下行	主要用于腿部引经药	月经过多者及孕妇	3～15g
木瓜	酸，温	肝、脾	祛湿舒筋，平肝和胃	常用于湿气性湿疡类皮肤病。亦为腿部之引经药	多食损齿	3～9g
厚朴	苦辛，温	脾、胃、大肠	燥湿，消痰破积	常用于湿气性湿疡类皮肤病。为胸部之引经药	气虚血热者	3～9g

（吉　娟　张怀亮）

第六章　医话与文选

一、湿疹的辨证论治

隋代巢元方在《诸病源候论》中记载："诸久疮者……为风湿所乘，湿热相搏，故头面身体皆生疮。"明确指出风、湿、热三邪为主要致病因素，初步奠定了本病的病因病机基础。清代吴谦在《医宗金鉴》中描述："此症初生如疥，瘙痒无时，蔓延不止，抓津黄水，湿淫成片，由心火脾湿受风而成。"不仅对本病的临床症状作了较详细的叙述，还将内因和外因有机地结合起来。

中医学虽无"湿疹"之名，然从东汉张仲景之《金匮要略》之浸淫疮，即有类今之渗出性湿疹一类疾病。其后各家根据本病之临床症候及发病部位而有不同名称。现就中医学对湿疹之命名、分类、病因病机，辨证论治等作一初步分析探讨如下。

（一）命名

中医学无湿疹之名，中医文献多称浸淫疮、黄水疮、绣球风、四弯风等，根据赵炳南的经验则称为"湿疡"，因疡近于痒，有扬散之意，是发痒性皮肤病的统称，如皮肤发痒兼有脂水或其他湿象者即称典型之湿疡（当然亦有无湿象者，然只是个别）。因此，从中西医病名对照来看，某些湿疹病例称为湿疡是有其共同之处的。

（二）分类

中医学对湿疹虽无明确分类，然从其名称大致可归纳为如下几点。

1. 按病因分

（1）湿热性：临床表现为湿轻热重，多属阳证，有似西医之急性湿疹。

（2）湿气性：临床征象表现为脾虚湿重，多呈阴证，有似西医之慢性湿疹。

2. 按性质分

（1）风湿疡：病属湿热挟风，好发于头面、上身。临床表现为发痒流水，病势急，有似西医急性湿疹。

（2）湿毒疡：病属湿热挟毒，或病久结毒，皮疹如粟米，有红晕，抓后流水，稍肿胀，有结痂，好发于四肢、躯干。为病久或旧病复发而成，有似西医之亚急性或慢性复发性湿疹或湿疹有继发感染者。

（3）顽湿疡：为湿蕴过重，久治不愈，皮变粗厚乃风湿疡久治不愈转为慢性顽固性者。有似西医之慢性湿疹。

3. 按发病部位分

（1）面游风：有似西医学的面部湿疹。

（2）眉棱顽湿：有似西医学之眉部湿疹，其中包括脂溢性湿疹。

（3）口轮顽湿：有似西医学之口唇湿疹。

（4）胡须顽疮：有似西医学之须部湿疹，包括须疮一类病变。

（5）发内顽湿：有似西医学之头部湿疹、毛囊炎、脂溢性湿疹一类皮肤病。

（6）乳头顽湿：有似西医学之乳头湿疹。

（7）**瘑疮**：有似西医学之盘状（钱币状）湿疹。

（8）手湿气：有似西医学之手部湿疹，可能包括手部真菌性湿疹一类皮肤病。

（9）坐板疮：有似西医学之臀部湿疹或毛囊炎一类疾患。

（10）肾囊风：有似西医学之阴囊湿疹或瘙痒症。

（11）肛门顽湿：有似西医学之肛门湿疹。

（12）臁疮：有似西医学之小腿湿疹包括静脉曲张性湿疹，淤滞性湿疹及小腿溃疡一类疾患。

（13）脚气：有似西医学之脚部湿疹，包括真菌性湿疹，足癣一类疾患。

（14）四弯风：有似西医学之肘腘湿疹或神经性皮炎。

（15）旋耳疮：有似西医学之耳部湿疹。

4. 按征象分

（1）黄水疮：为发于身体各部之水疱，有渗出性损害，以其渗出液色黄故名，痒或痛，有似西医之渗出性湿疹或传染性湿疹样皮炎等。

（2）绣球风：为发于阴囊部之丘疹、浸润、增厚性损害，局部可有色素沉着，甚痒，有似西医之阴囊湿疹。

（3）血风疮：为泛发于身体各部之红色丘疹，有抓痕及结痂性皮损，甚痒，抓后出血，有似西医之老年瘙痒症及湿疹性皮肤病。

（4）奶癣：为发于婴幼儿面部之红色斑疹、丘疹、水疱性损害，融合成片，边界清楚或弥散，其上可有结痂脱屑，甚痒，抓后出水甚多，有似西医之婴儿湿疹、婴儿脂溢性皮炎一类皮肤病。

（三）病因病机

中医认为本病主要是由于"风湿热"，而湿为重浊有质之邪，其成因如下。

当代中医皮肤科临床家丛书（第三辑）　吴绍熙

$$
\left.\begin{array}{l}\text{霜雨雾露}\\\text{汗出入水}\\\text{湿衣湿地}\end{array}\right\}\text{浸入肌肤}\rightarrow\text{内入腠理}\rightarrow\text{郁积熏蒸}\rightarrow\text{外因中湿}
$$

$$
\left.\begin{array}{l}\text{膏粱厚味}\\\text{酒浆乳酪}\\\text{生冷瓜果}\end{array}\right\}\text{损伤胃}\rightarrow\text{胃病及脾}\rightarrow\text{脾阳不运}\rightarrow\text{内因中湿}
$$

$$
\left.\begin{array}{l}\text{中土同病}\\\text{情志所伤}\\\text{它脏影响}\end{array}\right\}\text{中土不及}\left\{\begin{array}{l}\text{胃虚不化}\\\text{脾虚不布}\end{array}\right\}\text{运化不健}\rightarrow\text{水湿内蕴}\rightarrow\text{内因中湿}
$$

故湿邪主要由于外感山岚瘴气，天雨湿蒸，远行涉水，久卧湿地或着汗衣湿衫，湿气浸入肌肤外感而成；或膏粱之人，嗜食炙煿或过食生冷瓜果甜腻之物，致脾阳不运而化湿。上述外来之湿迁延日久常渐入脏腑，内生之湿羁留体内过久亦常传入经络。湿常与风热相搏成风湿、湿热，湿热郁蒸又常变"毒"，湿与毒互相搏结成湿毒，其病因可内由肝脾湿热郁蒸，复加毒火；外因出汗不畅，复杂尘土，二者混凝，堵塞汗孔。当内外相因，不得相通，疏泄不利，乃成湿毒。

由于上述病因可知临床常见之风湿疡和顽湿疡之病理机制主要如下。

（1）风湿疡：乃脾不运湿，肝、肺、胃三经蕴湿、蕴热，火热之气煽动，冲于腠理，加上肌肤外感邪风，火性炎上，风亦向上，故皮损多位于身体上部及暴露部，如头颈、胸背、袖口等处，因证属风湿蕴热，故病程急速，延及大片，热盛则红，风盛则痒，湿盛则津流脂水。

（2）顽湿疡：乃脾虚湿蕴，不能为胃行其津液，日久生热，湿邪阻于气分及经络，兼以膀胱气化不足，致小溲短涩，湿阻于内，如再感外湿及风邪，日久内外之湿相搏，结于腠理之间，湿性氤氲黏腻，重浊下趋，故病变好发于身体下部，致病久羁不愈。

（四）临床征象

兹就风湿疡、顽湿疡及湿毒疡之临床征象简要列举于下。

1. 风湿疡

全身征象包括心烦急躁、口渴欲饮、大便干燥、小溲短涩、舌苔薄白或黄腻、脉多浮滑或洪数。皮损则表现为疹如粟米大之丘疹或水疱，有津流黄色脂水，浸淫成片，或有结痂，脱皮屑，皮损多发于头面、耳项、胸背或四肢，甚或泛发全身，自觉有紧张、瘙痒或灼痛感。

2. 顽湿疹

病体多虚，便润或溏，溲清，舌苔白，脉迟缓或弱。皮损常局限身体一处，多位于下肢，为成片粗厚，浸润或色素沉着性损害，其上可有脱屑、结痂，有时亦可津流脂水，甚痒。

3. 湿毒疡

病起较急，有心烦急躁，全身灼热、舌苔黄，脉洪数，皮损发红，起水疱，流黄水，结厚痂，水疱色黄，散在或成片，好发于四肢、颜面，有痒或痛感。

（五）治疗方法

本病主要为风湿热为患，从病因辨证论治，其治则多为祛风利湿清热。风湿热中湿邪起主要作用，而湿与脾运不健又密切有关，故常用健脾利湿法，再视风盛、热盛，孰者为重，随证施治。至于治湿之法，不外渗、燥、化、利四法，应权变机宜，随证而定。

1. 内治法

（1）风湿疡

【治疗原则】疏风清热利湿。

【常用方药】

①龙胆泻肝汤加减：龙胆草、黄芩、山栀、黄连、金银花、连翘、泽泻、车前子、木通、生地、大黄、甘草等。适用于上焦头部、面耳部等急性皮损。若皮损主要位于腰部则去龙胆草加杜仲；皮损主要位于上肢则加片姜黄；皮损主要位于下肢则加牛膝、木瓜等。孕妇忌服。

②疏风清热饮：荆芥、防风、金银花、苦参、葱白、猪牙皂、皂角刺、全蝎、蝉蜕。加减及禁忌同上。适用于亚急性或慢性湿疹。

③全虫方：是由上方化裁而来。药味有全蝎、猪牙皂、皂角刺、荆芥、苦参、蝉蜕、金银花、白鲜皮、枳壳。加减及禁忌同上。适用于慢性湿疹。

④治疗风湿疡常用的祛风、清热、利湿之药物可归纳如下。

祛风药：如全蝎、荆芥、防风、刺蒺藜、姜黄、蝉蜕、皂角刺等。

清热药：如连翘、黄芩、黄连、枳壳、山栀、丹皮、生地、槐花、甘草等。

利湿药：如土茯苓、木通、滑石、白鲜皮、黄柏、苦参、车前、泽泻、茵陈等。

（2）顽湿疡

【治疗原则】针对其病因主为脾不运湿，湿邪阻于气分及经络，故治宜健脾利湿。

【常用方药】

①全虫方：由疏风清热饮化裁而来。

②除湿胃苓汤：药味有厚朴、苍术、陈皮、甘草、泽泻、猪苓、茯苓、白术、肉桂、防风、山栀、滑石、木通等。适用于慢性湿疹等。

③上述各方引经药：头部常用藁本、菊花；四肢常用桂枝、胸背、杜仲；上肢常用姜黄；下肢常用牛膝、木瓜。

④治疗顽湿疡常用的健脾、利湿之药物可归纳如下。

健脾药：苍白术、炒芡实、黄豆卷等。

利湿药：赤茯苓皮、猪苓、草薢、泽泻、茵陈、白鲜皮、车前草、木通等。

（3）湿毒疡

【治疗原则】针对本病之因主要为湿、热加毒，故治宜利湿、清热解毒。

【常用方药】

①龙胆泻肝汤加生石膏（或牛黄散）。

②除湿解毒汤：药味有金银花、连翘、龙胆草、山栀、黄柏、木通、白鲜皮、山药、薏苡仁、丹皮、滑石、豆黄卷、甘草等。

③赛金化散毒：是由连翘败毒散加化毒散而成。

④治疗湿毒疡常用的利湿、解毒清热之药物可归纳如下。

利湿药：如泽泻、车前子、木通、薏苡仁、豆黄卷、苍术、白术等。

清热解毒药：如连翘、金银花、苦参、黄芩、黄连、黄柏、山栀、板蓝根。

2. 外治法

（1）主要根据疾病发展的不同阶段应用不同剂型之药物

①热盛急性期：用粉剂、油剂等以去湿、清热、解毒。

②病久风湿重者：用油剂或膏药等。

③皮损肥厚顽固者：用拔膏或熏药等。

④皮损广泛，瘙痒甚者：用洗药，如苦参、川椒、黄柏、楮桃叶、败酱草、凤仙透骨草、豨莶草等。

（2）亦可针对具体病变应用不同的药物

①风湿疡：宜消炎去湿，用粉剂如寒水石粉、青黛散等，以鲜芦荟或植物油外涂，如病变已趋亚急性则可加五倍子粉或用清凉膏之类。

②顽湿疡：宜软坚止痒，酌用止痒药膏、藜芦膏、狼毒膏，适当加止痒药粉、海螵蛸粉、粉霜神丹等，皮损顽厚者可酌用新拔膏或熏药之类。

③湿毒疡：宜除湿解毒，酌用药粉如二妙散、去湿药粉、粉色干燥药粉、雄黄解毒散之类以花椒油或祛湿药调上，或用新三妙散（黄柏30g、寒水石粉15g、青黛粉3g）混匀外用。亦可用化毒散软膏、黄连膏及止痒膏之类。

（六）护理

古人非常重视湿疹的护理，主要应注意下列事项。

（1）避免风吹日晒及刺激性物品。

（2）忌食荤（肉类，尤其是脂肪类）腥（鱼虾、海味、鸡鹅等）及其他刺激性食物（烟、酒、葱、蒜、姜、椒等）

（3）宜清心寡欲，安静休息，忌急躁气恼。

（4）病发头部宜高枕，病发下肢宜少行走。

（5）忌着粗糙、毛织品类衣服，宜着光滑之棉麻织品。

（6）病损处毛发忌用刀剃，只宜剪除。

（七）讨论

1. 关于中医对"湿疹"辨证论治的规律问题

由于中医诊治疾病的独特方法是审证求因、析因探变、辨证论治、立法处方，而从临诊观察湿疹患者大多有湿象，只是根据八纲辨证有偏阴、偏阳、偏寒、偏热之异，因而可将湿疹分成湿热和寒湿两型，前者称风湿疡，后者称顽湿疡。前者包括急性、亚急性湿疹；后者则主要指慢性湿疹。风湿疡多属病程短，起病急者；当风湿疡历久不愈则可转为顽湿疡。这里有一移行过程。当然顽湿疡在一定条件下也可转化成风湿疡。如慢性湿疹，由于种种原因可转成亚急性或急性，两者可以相互转化，彼此渗透。一般说来风湿疡治疗较易。据我们有限经验，对这型使用龙胆泻肝汤加减治疗即可收敛。而对顽湿疡，由于病久根深，治疗常较棘手，初步试用全虫方等治疗一些患者的疗效还不够令人满意。

2. 关于龙胆泻肝汤治疗风湿疡的作用机制问题

据我们于用药前后以组胺所作电离子导入试验结果看来，使用龙胆泻肝汤加减治疗急性湿疹后对组胺反应减弱，而在使用全虫方治疗慢性湿疹时未见类似情况，提示在使用龙胆泻肝汤前后可引起机体对组胺反应的改变，由于这方面所作例数还较少，值得今后进一步探索。

二、脓疱疮

脓疱疮，又称滴脓疮、天疱疮，俗称黄水疮。是一种发于皮肤、有传染性的化脓性皮肤病。致病菌为金黄色葡萄球菌、白色葡萄球菌、溶血性链球菌或混合感染。

明代《外科启玄》云："黄水疮，亦名滴脓疮，疱水到处即成疮。"明代《外科正宗·黄水疮》亦云："黄水疮，于头面耳项忽生黄疱，破流脂水，顷刻沿开，多生痛痒。"故其特点是颜面、四肢等暴露部位出现脓疱、脓痂。多发于夏秋季节，好发于儿童，有接触传染和自体接种，易在托儿所、幼儿园或家庭中传播流行。

（一）临床表现

根据临床主要症状的表现，可分为如下两型。

1. 水疱型脓疱疮

病原菌多为金黄色葡萄球菌，其次是白色葡萄球菌。初起症状是在正常皮肤或红斑上发生水疱，迅速扩大，一般是花生米、蚕豆大圆形水疱，少有如粟子或鸡卵大水疱。在水疱的边缘往往有红晕发生，水疱内渗液呈淡黄色而清澈，经过数小时或一日左右疱液变混浊，脓汁沉积于底部，如同半月形，成为本型脓疱疮的特征之一。疱壁薄而松弛，易溃破，结薄痂，如果结痂下的脓性渗液向周边溢出，则有新水疱发生。形成半环形或蛇行排列的脓痘。没有得到及时治疗的患儿，往往同时有新的水疱和脓疱或结痂性皮损混合存在。

此型脓疱疮好发于面部、四肢及裸露部位，亦常见于穿开裆裤的小儿臀部及大腿部，躯干较少发生。一般无全身症状，略有痒感。只有在新生儿被感染时出现大水疱和脓疱时，体温可升高至38℃～39℃。

并发症可见有局部淋巴结炎、疖肿及湿疹样脓痂疹皮损（临床上往往诊

当代中医皮肤科临床家丛书（第三辑） 吴绍熙

断为传染性湿疹样皮炎）等。并发肾炎者较稀少。

2. 脓痂性脓疱疮

致病菌是溶血性链球菌。初起症状是小红斑，迅速在其中出现帽针头大小到黄豆大小脓疱，疱内渗液浓稠，疱壁破后，露出有渗出液的糜烂面，结有厚痂，痂的周围有时存在红晕，在痂周边往往有新的脓疱发生，排列多为半环形或脓痂互相融合成片。上述形态是本型脓疱疮的典型特征，临床上往往诊断为脓痂疹。结痂性皮损有痒感，患儿易搔抓，因之痂下渗液易传播到其他部位，而出现新脓疱。陈旧的结痂一般经 6～10 天自然脱落，遗有浅的色素沉着斑。

本型脓疱疮好发于颜面、口周（尤其是口角部位）鼻孔周围、耳郭部位。其次在头发区及四肢露出部位亦常见。本症于夏秋季节流行，但在农村中其他季节亦常见。不仅见于儿童，亦见于成人胡须部位（因刮面传染），乳母乳头周围（因患儿传染）。

并发症有淋巴管炎、淋巴结炎及丹毒。常常发生湿疹样脓痂疹皮损，最重要的并发症是肾炎。

（二）诊断要点

（1）在小儿面部、四肢露出部位正常皮肤上，突然发生水疱或脓疱继之结痂性皮损。

（2）大疱疱液淡黄色混浊，有脓汁沉积底部，呈半月形。水疱内容物浓稠，易结厚痂成片。

（3）疱液培养为葡萄球菌或链球菌。

（4）夏秋季节流行，其他季节散在发生。

（三）鉴别疾病

1. 丘疹性荨麻疹

本症是儿童最容易发生的一种变态反应性皮肤病。主要临床特征是在风团样红斑上出现小水疱或大疱，抑或丘疱疹。好发于躯干四肢部位，反复发作，成群出现，痒感甚剧。影响儿童睡眠。好发于春秋二季，水疱易被细菌感染而成脓疱或脓痂，成为继发性脓疱疮或脓痂疹。

2. 水痘

发疹的同时患儿有不适感，轻度发热，体温 38℃～39℃，小水疱如绿豆大，在其边缘有红晕，疱壁紧张，散在发生于头部、面部、躯干等处，早期发疹可于口腔黏膜上出现水疱，如帽针头大小，周边有红晕，数目 2～3 个。往往可同时存在丘疹、水疱及结痂性损害。

3. 疱疹样皮炎

本症偶见于儿童，在正常皮肤上突然出现群集性小水疱或大疱。往往排列呈环形或半环形，伴有剧痒，反复出现成群水疱，新旧皮疹可同时存在，水疱吸收结痂，遗有一过性色素沉着斑，血液中嗜酸性粒细胞常增高，可达 10%～30%。

4. 鉴别诊断

如表 6 – 1 所示。

表 6 – 1　脓疱疮、丘疹性荨麻疹、水痘及疱疹样皮炎鉴别诊断表

	脓疱疮	丘疹性荨麻疹	水痘	疱疹样皮炎
病因	葡萄球菌、链球菌	变态反应	病毒	不明
发病季节	夏、秋	春、秋	春、秋	无关
发疹形态	大水疱、小脓疱或结痂	风团、水疱或丘疱疹	小水疱	水疱
好发部位	面、头、四肢	躯干、四肢	头、面、躯干	躯干、四肢、面部
是否累及口腔黏膜	无，偶在唇红部	无	常有	偶有
是否有脓疱	必有	无，或继发感染	有	无，或继发感染

（四）防治

1. 迁延未愈的原因

一般说来脓疱疮的治疗是比较容易的，甚至仅清洁皮肤，避免搔抓和自身接触再感染，原发的皮损经 4～6 日或 10 日即可脱痂自愈。但是我们经常见到有些病例，迁延很久（1～2 个月）未愈。究其原因大概有如下几种。

（1）脓疱及脓痂未能及时除掉，患儿因痒经常搔抓，使含大量细菌的脓汁溢出于正常皮肤上，引起再感染而发生新皮疹。

（2）头发区有脓痂，鼻孔、口角及耳道有化脓性病灶存在，未予注意根治。

（3）选用药物剂型不适当，例如脓疱皮损外涂软膏，未除去脓痂部涂洗剂（震荡剂）或粉剂（中药散剂）。

（4）致病菌对抗生素耐药。例如使用土霉素软膏、四环素软膏、磺胺软膏或呋喃西林软膏等外用药对某些病例疗效不显著，其原因可能是致病菌对某种抗生素耐药。

（5）脓疱或糜烂面经常用低浓度的高锰酸钾溶液或清水洗，往往达不到

当代中医皮肤科临床家丛书（第三辑）　吴绍熙

消毒清洁的作用，反而促使脓疱蔓延扩散。

2. 治疗要点

根据上述治疗脓疱疮存在的问题，我们在治疗脓疱疮时，主要是根据皮损的变化、形态和病期，及患者全身健康情况运用不同的方法，解决不同的矛盾。总之，既要重视局部治疗，亦要有整体观点，要做到边治疗、边预防，才能迅速治愈一位脓疱疮患者，杜绝一个传染源。兹将治疗要点及注意事项概述如下。

（1）水疱或有沉积脓汁的脓疱，用无菌针头挑破，以无菌棉球吸取疱液，尽量避免渗液或脓液溢到正常皮肤上。空疱壁或糜烂面上涂1%甲紫溶液，水疱周围正常皮肤上用75%乙醇擦拭，以防扩散。

（2）如果皮损是小脓疱（系链球菌感染），则不适于挑破排脓。应用5%磺胺噻唑炉甘石洗剂比较合适，既能收敛止痒，亦有抑菌作用。亦可应用新三妙散或青黛散（配方见下述）调成糊剂外敷患部，每日2~3次。

（3）皮损以薄痂为主，可以使用抗生素软膏，如市售四环素、土霉素、金霉素软膏。若考虑对这些抗生素软膏有耐药性或过敏性存在，应改用市售黄连素软膏、磺胺软膏或新霉素软膏等。涂药要薄而勤，每日2~3次。如果皮损是固着的厚痂，要涂厚一些，并须敷贴纱布，以助软化痂皮、除去痂皮使药达到痂下。我所常用的是0.1%~0.2%依沙吖啶糊膏（配方：依沙吖啶0.1~0.2g，氧化锌15g，淀粉15g，以凡士林加至100g）。其优点是能软痂、杀菌、止痒、收敛，适用于结痂期的脓疱疮，甚至在有糜烂面和小脓疱存在的情况下也可应用。市售2.5%白降汞软膏对结痂型脓疱疮疗效亦甚佳，但某些患者对该药易发生过敏性皮炎，用时应予注意。

3. 常用中药

中医古籍中有关治疗脓疱疮（天疱疮）的方剂记载很多，不胜枚举。下面介绍几种我们曾经用过的疗效较好的中草药。

（1）野菊花、蒲公英等量（鲜品90g，干品30g），加水2000ml，煎煮，放温去渣。用此煎液洗头部的脓痂皮或其他部位的厚痂，既有消毒灭菌清洁的作用，还有止痒的效果。痂去掉后，尚有渗液或是糜烂面，应涂1%甲紫溶液及0.1%依沙吖啶糊膏、青黛膏或抗生素软膏。如脓痂固着而数目多，一次不易去掉，可每日洗两次，连洗2~3日。

（2）青黛散（配方：青黛30g，石膏60g，滑石60g，黄柏30g，各研细末，过细筛，调匀备用），用时需用麻油或菜油调成糊状外敷于小脓疱、水疱或已破糜烂处，每日 2～3 次，每次换药需用菜油将皮肤上附着的青黛散拭去。

（3）新三妙散（配方：黄柏 60g，寒水石 30g，青黛 15g，各研细末，过细筛，调匀备用），用法同上。

（4）青黛膏（配方：青黛散 90g，凡士林 100g。将凡士林熔化后，把青黛散徐徐加入，边调边加，调匀侯凝即成），适用于脓痂疹的皮损，更适用于头发区的脓痂。

4. 注意事项

治疗脓疱疮的时候，尚须注意如下事项。

（1）头发区结厚脓痂者应去痂，剪短有痂处的头发。禁用洗剂及散剂，因干后结痂不易除掉。

（2）伴发淋巴结炎、淋巴管炎，或体温升高时，须给予抗生素全身治疗。

（3）全身泛发的脓痂疹或身体衰弱的患儿，应同时给予内服抗生素或中药。

（4）如出现面部浮肿，尿少黄赤，食欲减退，应当考虑伴发肾炎，此时尿常规检查是非常必要的。

（5）患儿的鼻孔、口角或外耳道存在病灶常是脓疱疮的发源地，因此须及时根治上述部位的感染病损。

（6）如果脓疱疮是继发于丘疹性荨麻疹，则须内服抗组胺剂（氯苯那敏、曲吡那敏或苯海拉明），同时外用 5% 磺胺噻唑芦甘石洗剂，既能止痒收敛，又有消炎作用。

（五）预防

在防治脓疱疮的时候，既往我们是有过"重治疗，轻预防"的失败教训的，因此总结出如下经验。

1. 集体儿童单位预防措施

脓疱疮易在集体儿童中暴发流行，既往我们曾在北京市某些流行脓疱疮的幼儿园中进行过调查，发现致成流行的原因，往往是由于国内儿童回家度假，被其家中或邻居患儿感染，回园后未能及时发现和治疗，而使周围小朋友感染蔓延流行。

因此，集体单位预防脓疱疮，必须做到"三早"（早发现，早治疗，早隔离），"二不"（不共用手巾、面盆、梳子，不接触患儿）。勤洗手，剪指甲。

当代中医皮肤科临床家丛书（第三辑）　吴绍熙

在有条件的单位最好洗淋浴。幼儿班的小朋友手巾及手绢每日必须用肥皂洗涤一次，患脓疱疮的患儿所用的手巾每日煮沸消毒灭菌一次。加强晨检（每日早晨由老师检查本班儿童的面、头、手是否清洁无感染）。

2. 个人预防措施

杜绝传染源是最好的方法，但是很难做到，因此个人要重视预防，才能避免感染。

（1）在夏秋季节勤洗澡，换衣服。

（2）经常给儿童敷洒痱子粉，预防发生痱子后继发脓疱疮。

（3）避免与患脓疱疮的患儿接触，不与其他人共用手巾及面盆。

（4）理发器械要清洁，理发后要用温肥皂水清洗头面部。

（5）成人在理发店刮胡须后，最好再用肥皂水清洗一次或涂些65%乙醇。

有关脓疱疮诊断与防治的经验，各地医务工作者临床实践的经验是很丰富的，我们学习得很不够，只把我们浅陋的点滴经验写在这里，供做参考。希望广大的医务工作者将脓疱疮的防治工作重视起来。

三、皮肤病患者的生活注意事项

《素问·上古天真论》篇云："虚邪贼风，避之有时，恬惔虚无，真气从之，精神内守，病安从来。"虚邪贼风等致病因素，应及时避开，心情要清净安闲，排除杂念妄想，以使真气顺畅，精神守持于内，这样疾病就无从发生。

皮肤病患者在治疗过程中，除接受医生治疗外，个人在生活、饮食上的合理安排也很重要，中医强调"三分治疗，七分调理"，即说明，只有充分调动患者的积极因素，使其多方注意，才能收到良好的效果，以下是常见皮肤病患者的一般注意事项。

1. 避风邪

在天气急剧变化时，或汗后、洗澡后，应注意避免污染并适当避风。若感之则皮肤发痒，甚至红肿，原皮损加重糜烂、流水。

2. 避湿气

病情处于急性期间避免睡湿地、涉水、过多饮水及用水洗等，否则将使急性转为慢性，症状加重或合并感染。在某些情况下可用药水溻洗，有污垢者宜用植物油清洁之。

3. 防伤守（手）

注意生活守则，要有合理的生活制度，避免过劳及急气恼怒等。同时还应避免手抓及各种外界刺激，否则易导致疾病突然加重或复发。病在头部宜睡高枕；病在下肢宜少步行；病在躯干宜穿宽松、舒适的内衣，避免毛织品等刺激；病在有毛发部如头、须部，宜剪、推短，忌用刀剃，避免刺激使病变加重。

4. 择饮食

禁食鱼、虾、蟹等海味，酒类，酸辣刺激性食物，少吃动物性脂肪。必须增加营养者可食用动物脏器（如肝等）、瘦肉、豆类制品及新鲜蔬菜水果等。若不注意选择食物常致瘙痒加重，延长病期，无助治疗。同时勿用酱油、酱菜等带色素的食品，多食者愈后常留黑斑经久不退。

5. 遵医嘱

在治疗过程中，患者不可随意少用或多用药物，亦不可自己选用药物。用药方法应遵照医嘱，否则虽有好药也收不到好的效果。

以上数点虽为患者注意，而医者亦不可不知，应向患者解说清楚。

四、中西医皮肤病病名对照

《素问·四时刺逆从论》篇云："少阴有余病皮痹隐疹。"首提"瘾疹"之名。隋代巢元方《诸病源候论·风病诸候下·风瘙身体瘾疹候》中曰："邪气客于皮肤，复逢风寒相折，则起风瘙疹"。清代《医宗金鉴·外科心法要诀》又曰："此证俗名鬼饭疙瘩，由汗出受风，或露卧乘凉，风邪多中表虚之人。"阐明了其病因病机。

在中医文献中，皮肤病的命名并不一致。为了促进中西医结合，帮助西医学中医，在赵老（赵炳南，已故）指导下，我们将十余年来临床工作中整理出来的一部分皮肤病中西医病名对照加以介绍。这些中医疾病名称多数与《医宗金鉴》及《外科正宗》相符，而西医病名则根据一般西医学所通用者。

在病名对照中，列出了一些我们认为比较肯定的诊断对照；对一些不够确切的则未予列出。以为今后中西医病名的规范化提供依据。

此外还由于当时中医之间对疾病名称尚无统一认识，因此这份病名对照仅仅是一个初步的草案，尚有待于修订和充实。

1. 病毒性皮肤病

火燎疱（单纯疱疹）、缠腰火丹（带状疱疹）、木刺猴（寻常疣）、扁瘊

（扁平疣）、鼠乳（传染性软疣）、瘙瘊（尖锐湿疣）。

2. 细菌性皮肤病

水疱湿疡（脓疱为主的脓疱疮）、黄水疮（结痂为主的脓疱疮）、发际疮（头部毛囊炎）、发蛀顽湿（秃发性毛囊炎）、肉龟（乳头状皮炎）、胡须顽湿（须疮）、坐板疮（臀部疖病）、热毒疖（疖肿）、暑令小疖（汗腺炎）、蝼蛄串（头部多发性汗腺炎、穿通性毛囊炎）、湿毒聚疖（湿疹类皮肤病合并感染）、顽湿聚疖（疖病、慢性皮肤病合并感染）、痈（痈、脓肿）、疔（面部疖、瘰疽、淋巴管炎）、发（蜂窝织炎）、疽（痈，脓肿损害深、伴有全身症状、虚弱者）、毒（丹毒、淋巴结炎）、蚰蜒疮（坏疽性脓皮病）、天疱疮（新生儿脓疱病）、无名肿毒（下肢慢性丹毒所致象皮肿）、代指（甲床、甲沟炎）、颊疡（急性颌下淋巴结炎）、麻风（麻风病）、瘰疬（淋巴结结核、结核性溃疡）、流皮漏（寻常狼疮、疣状皮肤结核、面部播散性粟粒状狼疮）。

3. 真菌性皮肤病

秃疮（头癣）、赤疮（黄癣）、白秃（发癣）、钱癣（体癣）、刀癣（体癣、叠瓦癣）、瘙癣（股癣、红癣）、鹅掌风（手癣、手皲裂性湿疹）、臭田螺（趾间糜烂型脚癣）、田螺疱（汗疱型脚癣）、脚蚓证（脱屑角化型脚癣）、脚气疮（湿疹样癣菌疹）、灰甲（甲癣）、紫白癜风（花斑癣）。

4. 瘙痒性皮肤病

摄领疮（神经性皮炎）、粟疮（痒疹）、顽湿聚结（结节性痒疹）、水疱顽湿（丘疹性荨麻疹）、瘾疹（皮肤瘙痒症、荨麻疹）。

5. 湿疹皮炎类皮肤病

湿疡证（湿疹）、风湿疡（急性湿疹、过敏性皮炎）、湿毒疡（亚急性湿疹、脂溢性皮炎、接触性皮炎、传染性湿疹样皮炎）、顽湿疡（慢性湿疹）、奶癣（婴儿湿疹）、漆疮（油漆皮炎）、脐湿疮（脐部湿疹）。

6. 物理性皮肤病

烫火伤（烧伤）、日晒疮（日光性皮炎）、冻疮（中西同名）、鸡眼（中西同名）、胼胝（中西同名）、皲裂疮（皮肤皲裂症）、火斑疮（火激红斑）。

7. 红斑鳞屑性皮肤病

白疕风（银屑病）、血风疮（多形红斑及紫癜类疾病）。

8. 血管性皮肤病

瓜藤缠（结节性红斑、结节性脉管炎、硬红斑等）、脱疽（闭塞性脉管炎、雷诺病等）、狐惑病（白塞病）、炸筋腿（下肢静脉曲张）、臁疮（下肢溃疡)、无名肿 (下肢象皮病)。

9. 胶原性疾病

鬼脸疮 (慢性盘状红斑狼疮)、皮痹 (硬皮病)。

10. 大疱性皮肤病

天疱疮 (中西同名)、火赤疮 (疱疹样皮炎)。

11. 和营养有关的皮肤病

狐尿刺 (维生素 A 缺乏症、毛发红糠疹、毛发苔藓等)、青腿牙疳 (维
生素 C 缺乏症)。

12. 先天性皮肤病

蛇皮癣 (鱼鳞病)。

13. 色素性皮肤病

雀斑 (中西同名)、鼾黑斑 (黄褐斑、中毒性黑皮病、炎症后色素沉着
等)、白驳风 (白癜风)。

14. 皮肤附属器疾病

肺风粉刺 (寻常性痤疮)、粉刺聚瘤 (聚合性痤疮)、粉刺聚疖 (化脓性
痤疮)、鼻赤 (酒渣鼻)、白屑风 (头皮糠疹)、面游风 (脂溢性皮炎)、桃花
癣 (单纯糠疹)、发蛀脱发 (脂溢性脱发)、虚性脱发 (症状性脱发)、狐臭
(臭汗症)、油风脱发 (斑秃)、痱毒 (汗腺炎或汗腺周围炎)、甲疽 (嵌甲)。

15. 黏膜疾病

唇湿 (唇炎)、唇风 (剥脱性唇炎)、茧唇 (腺性唇炎)、口疮 (阿弗他
口炎、复发性口疮)、口糜 (鹅口疮)、阴蚀 (外阴溃疡)。

16. 皮肤肿瘤

瘤 (高出皮肤面的肿物)、锯痕症 (瘢痕疙瘩)、翻花疮 (皮肤癌后期)。

五、从误诊病例谈临床思维

(一) 终于确诊病例

陆某某，男，47 岁，教师，江苏海门县 (今海门市) 人。

因面部、前胸、左腿皮损 45 年入院。患者 2 岁时右颊前出现一铜钱大小
的暗红色斑块，有痒、胀感，疑为结核，尝试各种治疗办法均无效，遂来我
所诊治。经真菌培养连续 7 次均有典型串珠镰刀菌生长。该菌经气相法、薄
层及放射免疫法测定 T2 毒素，结果均阴性。在皮损外做病理检查，切片中可

当代中医皮肤科临床家丛书(第三辑) 吴绍熙

找到菌丝及孢子。培养菌种经小鼠动物接种 1 个月后解剖，于肝、脾、肾等器官中均培养出串珠镰刀菌生长。肺部 X 线摄片可见成团云翳状阴影。痰培养 3 次均有白念珠菌生长。患者经口服酮康唑，每日 200mg，历时 2 个月，面部及胸部皮损明显消退，胸部 X 线摄片云翳状阴影消退，痰培养已无白念珠菌生长。其后皮损好转较慢，乃将酮康唑改为 200mg 每日 2 次内服，先后共服药一年以上，共用药 114g 以上，又见好转。期间每月血常规、尿常规、粪常规、肝功能、肾功能、总胆红素检查，均未见明显异常。鉴于残留皮损虽经酮康唑每日 400mg 治疗历经一年左右，未能全退，查菌也仍培养出串珠镰刀菌，遂改用伊曲康唑每日 0.2g，3 个月后，面部皮损均见消退，查菌也已阴性，遂继续在门诊观察 12 年，病变始终稳定，未见复发。

（二）就医弯路

这个让患者身心备受痛苦，几乎侵害他大半生的真菌病，一经确诊和治疗即让其完全康复，并且能胜任工作，实属不易。

患者曾先后到全国各地求治，但诊断一直未确定。曾怀疑是皮肤结核，尤其是当肺部 X 线检查发现浸润阴影，更怀疑是伴有肺结核，但经过各种抗结核治疗，均未收效，而且还不断扩大，几乎波及整个面部。后又听说灰黄霉素可治疗很多皮肤癣证，曾自购灰黄霉素服用数月，开始似有一点效果，但服用数月后，皮损仍逐渐扩大。在外求治时，曾怀疑是肉样瘤，但经利福平、泼尼松及昆明山海棠等联合治疗，始终不好，而且还逐渐扩大。由于病程长达 40 多年，不仅经济负担很重，同时身体也备受折磨，精神上更是不胜其烦。作为一位教师，仪表很重要，由于面部患病，曾被一些顽皮学生戏称"鬼脸老师"。

（三）辨证施治

根据其慢性病程，皮损痒胀，入院时表现主要为浸润斑块及抓痕脱屑，判断很像感染性肉芽肿性疾病，加之从其以往的诊断、治疗过程中，已帮助我们排除结核菌感染，也不像其他非肺结核分枝杆菌（NTM）感染和一般细菌感染。乃做真菌培养及病理切片检查，结果都找到真菌，而且反复培养 7 次，都是同一串珠镰刀菌感染。而且这种可寄生在稻、麦等植物的真菌，经接种到实验小鼠，也可引起其肝、脾、肾等内脏感染。因此，我们确认该患者是由此菌所引起的感染，再进行试验性治疗，应用刚引进我国的酮康唑 200mg/d，2 个月后皮损明显消退，但再治疗时，效果又逐渐变慢，在密切注意血、尿、肝功、肾功情况下将其剂量增加到每次 200mg，每日 2 次，效果又出现，但当连续用到一年时，仍未能完全消退，只好改用伊曲康唑每次100mg，每日 2 次。3 个月后，皮损全消。患者出院后又随访 12 年，未见复发，患者在晚年仍健康工作了 10 年。

（四）总结

对于一些临床上的顽固疾病，在充分综合分析病史、临床表现、实验室检查（包括真菌培养和病理切片）后，一般即可帮助确诊。尤其是一些真菌感染性疾病，首先要想到这种病，再通过望、闻、问、切四诊，均可确诊。

在治疗上，也应因人、因病、因菌随时辨证施治。如本例在外院曾用过抗真菌的灰黄霉素治疗而得到一点效果，但因这种抗真菌药主要是对皮肤癣菌有效，对一些深部真菌包括镰刀菌的效果不是太好（抗菌谱不广），所以我们选用广谱的酮康唑，就可收到较好效果。但这些药有时易产生耐药性，当效果不好时，还应做体外药敏试验，必要时应及时增加剂量或在疗效停滞时换用其他较敏感的药物，以达到彻底治愈的目的。

六、头癣防治旧事

在近 50 年的头癣防治工作中，有很多值得回忆的史实，这里先提出几件印象比较深刻的事例，抛砖引玉。

1. 领导关怀头癣防治工作

记得在 1975 年冬季，卫生部突然来信，要我所抽调一个同志去新疆协助该区制订头癣防治规划，所领导决定由吴绍熙和曹正仁同志立即到卫生部报道，当时卫生部刚恢复正常秩序，钱信忠同志主持工作，他专门抽出时间接待他们，并语重心长地指出："周总理有一次出国回来，途经乌鲁木齐，发现那里少数民族中头癣患者很多，周总理虽然因病住在医院，还记挂着新疆的头癣问题，特别指示卫生部一定要派两名有头癣防治经验的同志，去新疆协助制订全区头癣防治规划，及早控制该区的头癣流行，你们一定要把周总理关心新疆少数民族地区头癣患者，尤其是儿童患者的心意带去，和当地卫生行政管理部门的专家们一起制订好全区头癣防治规划。"受命次日，他们就直接由北京赴新疆。当时新疆气温已是 −8℃ ~ −10℃，从江苏出发，他们衣衫单薄，只好借新疆地方病流行病研究所的皮大衣和皮靴。深入托克逊、鄯善和吐鲁番地区农村，先进行头癣流行情况，尤其是发病率及病种调查，经过对很多个家村小学和巴尔泽（家村集市）的调查，发现这些地区的儿童中头黄癣患病率达10%以上，有的地方甚至超过20%。随即与当地卫生厅和地方病流行病研究所曾所长、田树仁教授制定了一套适合新疆地区调查发现患者，现场诊断和防治的方案，还提出了如何在防治一遍后巩固疗效的方案。当时治疗头癣的王牌药是灰黄霉素，为免运输麻烦，他们就地制造，因用灰黄青霉提制灰黄霉素需乳糖作培养基，该区当时粮食紧张，他们得知东北海拉尔盛产乳糖，就建议由东北调拨来供应作生产灰黄霉素使用。回北京向钱部长汇报后，卫生部非常重视，指令有关部门一一落实。

就在此时或稍后，时任国务院副总理的李先念同志在考察湖北省英山地区后，发现农村头癣问题较严重，亲自写信给卫生部的领导，指出：（大意）头癣病虽然不死人，但人们都讨厌它，一定要想法控制乃至消灭这种病的流行。这就促使各地领导重视头癣防治工作，如当时卫生部医政司邵毅处长就多次深入基层领导头癣防治工作。就是在周总理和李副总理等国家领导人的亲切关怀和直接指示下，头癣防治工作在全国普遍开展，并先后几次在江苏姜堰、江西九江和湖北武汉等地开会总结经验并交流推广，终于取得头癣尤其是可引起秃发后遗症的头黄癣在全国范围内基本被消灭，国家为此在全国科学大会上授奖鼓励。

2. 群众支持头癣防治工作

由于头癣尤其是头黄癣在我国已流行多年，以往限于历史条件，没有特效药物，常要到头发毛囊全部破坏，留下秃疤，才算痊愈。旷日时久，在江西民间就流传着这样的顺口溜"秃头秃，一十八，十八不好，秃到老"，江西民间称头黄癣为秃头，除非十八岁时结疤，全部头发秃光，否则不得好。因之对防治头癣悲观失望。为了取得群众的理解和支持，除送医送药上门外，还要进行广泛深入的宣传，他们编写了快板和歌曲，如"要把头癣消灭掉，清洁卫生不能少，移风易俗讲卫生，防治头癣可更好，头癣病根是真菌，钻进毛发就生病，吃药擦药加洗消，去除真菌治好病。"同时还和北京科技电影制片厂合作拍摄了一部广为流传的防治头癣的科教片。群众在了解头癣的防治知识和意义后，积极支持和配合头癣的防治工作，特别是当时农村主要的医疗卫生队伍——赤脚医生，更是一支"走不掉的"头癣防治工作队，在防治头癣工作中起到了不可埋没的作用。广大农民头癣患者积极性大大提高，一改以往因头癣而抬不起头，见不得人的自卑心理，积极学习和生产。以往江西有些农村地区常因广大青年患有头癣而不能完成征兵任务，此时治好头癣，青年都踊跃参军、升学，许多人后来成为了各级骨干。并且由于他们有亲身经历，更亲传身教，积极防治头癣，改变了农村卫生面貌。如江苏泰县（今姜堰市）农村，经防治后 25 年复查，当地卫生面貌也大为改观。

3. 措施保证头癣防治工作

有了领导的关怀和群众的支持，有效的防治措施更是保证消灭头癣的重要一环。防治头癣的科研任务曾列入 1964～1966 年中国医学科学院的两年奋斗目标。如调查发现患者的方案曾经反复对照研究证明：14 岁以下儿童用普查和 15 岁以上患者用滤过性普查发现患者的阳性率最高。而在农村现场诊断头黄癣的方法采取午氏灯及直接显微镜检查可更省力、省时且提高阳性率。在治疗方法上采取分型论治，外治结合小剂量灰黄霉素加定期剪发，洗头和消毒五字诀已被很多皮肤科参考书列为综合疗法。拍、刷、洗、晒、煮的预防五字诀也已推广。中西结合的雄硫膏脱发剂和茵陈酮增效灰黄霉素的研究在头癣防治中亦取得成果。

应该指出，随着时代的发展，防治工作的开展以及人民生活水平的提高，饲养宠物者增多，以往常见的导致头癣病的原因虽已减少，但人兽共患的真菌如犬小孢子菌却日益多见，这也是生态学的改变，近年由此引起的头癣又见增加，值得重视。

（许昌春　张怀亮）

第七章　临床研究

早在 20 世纪 50 年代，吴绍熙就开始了中药的临床研究和实验室研究，许多资料非常宝贵。

一、赵炳南黑布化毒膏的传承与研究

1959 年第 6 号（相当于 1959 年第 6 期）中华皮肤科杂志上刊登了一篇文章《黑布药膏治疗瘢痕疙瘩的进一步观察》，作者排名依次为吴绍熙、刘季和、赵炳南、方大定、李全成。这篇文章的发表，代表了吴绍熙教授在创新和传承赵炳南老中医的经验方"黑布药膏"治疗瘢痕疙瘩的最早临床研究之一。现将该文章收录如下。

黑布药膏治疗瘢痕疙瘩已于 4 年前作过初步报告，现在除对一些老病例做进一步观察外，还增加了许多新病例，并作了些病理组织切片观察，简要地报告如下。

（一）病例分析

在 89 例瘢痕疙瘩病例中，除临床诊断外，有些患者更已经过病理切片证实。为了避免把增生性瘢痕可能发生的自愈倾向估计为疗效，这里所选病例的病程绝大部分（90% 左右）在 6 个月以上，很多患者经过许多治疗（包括外用药物、组织疗法、手术切除及放射治疗等）均见效不显著。

1. 性别及年龄

男性 68 例，女性 21 例。19 岁以下患者 14 例，20～39 岁患者 73 例，余 2 例在 50 岁以上。

2. 病程

病程在 1 年以下者 13 例，1～5 年者 45 例，6 年以上者 31 例。

3. 发病部位

以皮损主要所在部位划分，头面 20 例，躯干 59 例，臀部 2 例，上肢或下肢共 8 例。

4. 损害大小

损害直径 >2cm 者 59 例，<2cm 者 30 例。

5. 临床状况

损害发痒者 45 例，发痛者 17 例，21 例痒痛交加，另外 6 例则无主观感觉。

6. 发病诱因

有些患者在发病前有一定发病诱因可溯：粉刺 16 例，手术 15 例，烫伤烧伤 14 例，生小疙瘩 26 例，外伤 8 例，卡介苗接种 1 例，不明 9 例。

7. 既往治疗

48 例曾用过不同疗法，但无明显疗效，其中进行过 X 线照射或手术及组织疗法者各有 9 例，手术加 X 线照射疗法者 7 例，组织疗法加 X 线照射疗法者 4 例，其他则为个别病例采用不同疗法或其他外用、内服药物治疗者。

8. 疗效分析

在我们治疗的 89 例中有 8 例因只治疗 1~2 次，观察期过短，难以判定疗效，故可资统计者共 81 例，这里将治疗结果、疗效与治疗连续性的关系，疗效与病程的关系以及以黑布药膏为主，适当加用其他药物如小金丹、犀黄丸及麝香等对疗效的影响，简要地用表 7 - 1 至表 7 - 4 说明。

9. 疗效的标准

（1）显著进步：主观痒痛感觉基本消失或完全消失，瘢痕疙瘩变软并缩小一半以上者（部分病例接近完全变平）。

（2）进步：痒痛感觉减轻，瘢痕疙瘩亦变软缩小，然不及一半者。

（3）无效：治疗 1 个月以上，痒痛感觉不减轻，瘢痕疙瘩亦不平软者。

表 7 - 1　疗效与治疗连续性的关系

	显著进步		进步		无效		共计	
	病例数（例）	百分比（%）	病例数（例）	百分比（%）	病例数（例）	百分比（%）	病例数（例）	百分比（%）
间断治疗	5	15.15	18	54.55	10	30.30	33	40.74
不间断治疗	21	43.75	26	54.17	1	2.08	48	59.26
共计	26	32.10	44	54.32	11	13.58	81	100.0

注：凡在治疗过程中，中断治疗 1 个月以上者成为间断。

从表 7 - 1 可知，连续治疗不间断者疗效较佳。

当代中医皮肤科临床家丛书（第三辑）　吴绍熙

表7-2 疗效与病期的关系

	显著进步		进步		无效		共计	
	病例数（例）	百分比（%）	病例数（例）	百分比（%）	病例数（例）	百分比（%）	病例数（例）	百分比（%）
病程<1年	4	30.77	8	61.54	1	7.69	13	16.05
病程1~5年	10	25.64	23	58.98	6	15.38	39	48.15
病程6~10年	7	41.18	7	41.18	3	17.64	17	20.99
病程11~15年	3	42.86	3	42.86	1	14.28	7	8.64
病程16~20年	2	40.00	3	60.00	0	0	5	6.17
共计	26	32.10	44	54.32	11	13.58	81	100.00

从表7-2未能看出疗效与病程有明显关系。

表7-3 疗效与疗程的关系

	显著进步		进步		无效		共计	
	病例数（例）	百分比（%）	病例数（例）	百分比（%）	病例数（例）	百分比（%）	病例数（例）	百分比（%）
疗程<6个月	4	14.29	17	60.71	7	25.00	28	34.57
疗程7~12个月	9	50.00	9	50.00	0	0	18	22.22
疗程13~24个月	5	26.32	11	57.89	3	15.79	19	23.46
疗程25~36个月	5	45.45	5	45.45	1	9.10	11	13.58
疗程37~48个月	2	66.67	1	33.33	0	0	3	3.70
疗程>48个月	1	50.00	1	50.00	0	0	2	2.47
共计	26	32.10	44	54.32	11	13.58	81	100.00

从不同疗程的治疗结果（表7-3）可看出，能坚持继续不断治疗6个月以上者，其疗效较好些。

表7-4 单纯黑布药膏与配合其他药物或疗法之疗效比较

	显著进步		进步		无效		共计	
	病例数（例）	百分比（%）	病例数（例）	百分比（%）	病例数（例）	百分比（%）	病例数（例）	百分比（%）
黑布药膏	4	22.22	11	61.11	3	16.67	18	22.22
黑布药膏加麝香等	7	41.17	9	52.94	1	5.89	17	20.99
黑布药膏配合针刺	3	25.00	9	75.00	0	0	12	14.81
黑布药膏加小金丹等	13	38.23	14	41.18	7	20.59	34	41.98
共计	27	33.33	43	53.09	11	13.58	81	100.00

从表 7 - 4 可看出，在黑布药膏中加入麝香等药物或于使用黑布药膏前先作针刺的疗效较单用黑布药膏为佳，然伴用内服药如小金丹、犀黄丸等的疗效不比单用黑布药膏为佳。

（二）组织病理学研究

1. 材料

对 10 例瘢痕疙瘩患者进行了治疗前后的组织病理学研究，其中 1 例为未经任何治疗者，另 9 例系经过不同时期（$\frac{1}{2}$ ~ $3\frac{1}{2}$ 个月）的治疗临床表现有明显变软变平者，其中并有 3 例同时取疗效程度不等的两处标本，以资对比。

2. 方法

将上述活体材料用 10% 福尔马林固定，石蜡包埋切片后，进行：①苏木紫 – 伊红染色。②弹性纤维染色。③Van – Giseon 染色。④PAS 染色。⑤亚甲蓝染色。

3. 结果

在未经治疗的情况下，表皮无任何变化，主要为新生组织压迫而萎缩，真皮内炎症充血不甚显著，无出血现象。但在治疗后的组织病理切片中，表皮皆有不同程度的棘层肥厚，表皮突延长，在肥厚明显的部位，上可见颗粒层增厚现象，炎症较著者，表皮尚可见水肿变化，基底细胞色素均有所增加，真皮浅层均有轻重不等的炎症细胞浸润，主要在血管周围，浸润细胞以淋巴细胞为主，多数浸润中尚见有嗜酸性粒细胞参与，亦有个别损害中，浸润呈嗜酸性肉芽肿变化，在亚甲蓝染色时，则有多少不等的肥大细胞存在，血管多有充血扩张现象，部分组织中尚可见出血。

同时，在已经治疗的病变组织中，还可见赘生组织，均为弱嗜酸性纤维组织所构成，其排列多与表皮平行，亦有少数较不规则，PAS 染色呈紫红色或淡洋红色，纤维之间则有位数不等的纤维细胞及成纤维细胞夹杂其中，损害的部分边缘有较致密的纤维形成包膜状，亦有边界不甚明显者，这些组织中，不见弹性纤维存在，而正常皮肤中的弹性纤维亦往往被新生纤维组织挤压到一旁或压积成堆。治疗后，弹性纤维始终不见再生，因此在弹性纤维染色时，可见其境界仍极为明显。

通常瘢痕疙瘩的损害中，纤维组织颇为致密，或呈索状，其中纤维细胞、成纤维细胞均属正常，但在黑布药膏治疗后的组织中，纤维组织显示明显的疏松现象，纤维组织多作波纹状，其染色的共染性似较明显，PAS 染色亦略较深，纤维间的空隙明显加宽，宛如水肿状，其间隙在上述各种染色时均不着色。在临床软化较明显的损害中，除有上述变化外，增生纤维组织的中央尚有不等的纤维变性，变性的纤维组织如束状、碎片状、呈均匀一致的弱嗜酸性，仔细检查仍隐约可见有纤维遗迹，但变化显著者则不复见有纤维残骸，而呈大小不等、不规则的块状着色均匀的物质，变性附近的成纤维细胞及纤维细胞的细胞核染色质或浓染缩小或淡染、破裂、结构不清，纤维之间可见有数量不等的炎症细胞浸润，并有嗜酸性粒细胞深入其间，此外有多数肥大细胞存在，其颗粒数量不等，在 PAS 染色的着色上深浅不一，亦有胞质破裂而颗粒游散在组织间者。

（三）讨论

瘢痕疙瘩的治疗方法甚多，然都不够理想。X 线照射及手术治疗沿用已久，因其需一定条件，且疗效亦非理想，故未能广为应用。晚近有主张先注射玻璃酸酶或肝因子"K"（Kutapressin）与玻璃酸酶的混合液后再行手术，亦有主张先口服或注射肾上腺皮质醇后再行手术者。Asboe – Hansen 等报告称内服四羟醌（Tetrahydroxyquinone）亦有一定疗效。见仁见智，结果不一。有些虽具一定疗效，但限于设备条件或不良反应作用较多，而不适于推广。我所在学习和整理中医学遗产过程中，发现黑布药膏具有一定疗效。为此，5 年来，通过临床观察及组织病理的检查，均能证明黑布药膏对瘢痕疙瘩确有一定的疗效；除痒痛感觉减轻或消失外，更可使皮损成脱皮层，渐趋平软，或局部发红，稍肿，而后部分穿破，有白色豆腐渣样物或黄色液体渗出，其后即表面皱缩，渐趋平软或完全平复。

关于黑布药膏的作用机制，因其成分尚未完全了解，故难下断语。然从组织中除有真皮炎症充血外，更有纤维组织明显疏松、变性等现象，这些或许就相当于临床所见的红肿和渗出性改变，前者我们在动物实验用黑布药膏后所取出的材料中亦有类似改变，故其机制或许即由于黑布药膏的直接刺激作用所致。至于纤维组织的疏松变性，从病变性质来看，其纤维变性、纤维细胞的核变化等显然是由于营养不良所致，根据其染色的变化，似为纤维组织的嗜酸性嗜水性有所改变，这或许是由于在长期酸性药物的作用下所引起。据 Gustavson 称，在一定的酸度下可使胶原纤维达到最大程度的水肿。另外，根据其充血出血现象来看，血管渗透性似亦有所增加，至于嗜酸性粒细胞的浸润，肥大细胞的破裂和颗粒游散等现象，其机制尚有待于进一步探讨。

在治疗过程中，我们发现治疗的效果与膏药的配置规格和用药的方法有一定的关系。配置药膏时，应严格遵守赵炳南医师原来的配置规程和火候，这样才能收到预期的疗效。此外，有些患者求治心切，每日换药 1~2 次，结果疗效反较差，而一些患者隔 1~2 日或更长时间后再换药，结果由于药膏干硬后与皮肤粘连得更为紧密，因之上述改变就更容易出现，特别是成层脱皮现象，通过这样不断地脱皮后，效果就更好些。所以我们认为在使用黑布药膏时，最好是每隔 2~3 日换药一次。

通过不同病期，不同治疗期以及治疗的中断与否对疗效影响的观察，发现病期长短对疗效的影响不很明显，但治疗期的久暂以及治疗的间断与否与疗效有一定关系，凡治疗能坚持不中断、继续治疗 6 个月以上者，其疗效较好。

为了提高疗效，我们曾同时给小金丹、犀黄丸、琥珀黑龙丹等内服，或在用黑布药膏前先作针刺以及在黑布药膏中加适量麝香和/或蜈蚣等，以观察其对疗效的影响。结果证明后两种方法在一定程度上可提高黑布药膏的作用，而内服小金丹、犀黄丸等无明显裨益。

在治疗过程中均未发现有特殊的不良反应，只有 6 例于用药部位红肿较著或有红色小丘疹及水疱等发生，有些在用药后不久即开始出现，有些则在用药月余后才出现。在这 6 例中，2 例于每次用药后即有似小红丘疹、水疱为主的接触性皮炎发生；另 4 例则在刚开始应用中无反应，用药后不久发生反应，发生反应后局部有穿破，渗出白色豆腐渣样物或黄色液体，同时局部即更趋软和，进步更快些，故这种反应有时对病变反而有利。所以，如有反应，可小心继续观察，若越发越重则应停药，相反，如越发越轻则可续用。

（四）总结

本文报告用中药黑布膏药治疗 89 例瘢痕疙瘩的结果，通过临床观察及组织病理检查，均证明黑布药膏对瘢痕疙瘩有一定的疗效。

黑布药膏不仅可使瘢痕疙瘩的痒痛感觉减轻或消失，还可使其成层脱皮或自行穿破而渐趋平软消退。

瘢痕疙瘩在黑布药膏的作用下于组织病理上可见一种纤维组织的疏松和变性，这对病变的平软和消退可能很有关系。

黑布药膏价廉易得，应用方便，又无特殊不良反应，故对瘢痕疙瘩不失为一种较好的治疗方法。

二、银屑病治疗研究新进展

近年来，随着生物科学的不断发展及对银屑病发病机制的进一步了解，促使对本病的治疗有了新的研究进展。尤其是随着中西医结合研究的深入开展，有可能对这种多基因型与遗传有关的顽固难治疾病取得柳暗花明的突破，这里从 6 个方面，尤其是中西医结合方面介绍如下。

（一）银屑病的免疫治疗

1. 针对 T 淋巴细胞

正在探索有关通过干扰活性 T 淋巴细胞功能可能得到低毒、高效的特异性免疫调节药物，从而起到治疗作用。

2. 针对细胞因子

如延胡索酸酯可通过选择性的提高 Th_2 细胞因子的含量和降低 Th_1 细胞因子水平而发挥抗银屑病作用。现德国和荷兰等已广泛开展银屑病治疗研究。另外，灭活分枝杆菌疫苗也可诱导 Th_2 细胞因子释放，经皮内注射可显著改善银屑病的症状。

3. 新型免疫抑制剂

近期研发的大环内酯类免疫抑制剂如他克莫司（tacrolimus）、子囊霉素（ascomycin）、西罗莫司（sirolimus）等可通过抑制 T 细胞增殖 S6 激酶活性，不仅可内治，有的还可外用治疗，而且还可避免环孢素的不良反应。

（二）抗血管生长药物

近期研究显示，血管内皮生长因子（VEGF）对斑块型银屑病血管生成起关键作用，如 SU5271 在体外可抑制银屑病角质形成细胞生长，又如一种神经基质金属蛋白酶，含明胶酶和胶原酶，与血管生成有密切关系。再如外用的维生素 D_3 类似物，也有抗血管增生作用。都已证明或正在证明可用于治疗银屑病。

（三）针对核受体研制的新药

近来研发的利罗唑（liarozole）是维 A 酸模拟物，可阻滞维 A 酸代谢，已用于慢性斑块型和掌跖脓疱型银屑病，它虽非维 A 酸，但可增加组织和血液中内源性维 A 酸含量而发挥疗效，且停药 1～2 天即复常，可用于育龄妇女。

另一过氧化酶增殖物活化受体（PPAR）是核受体新药，其亚型 PPAR－γ 的配体类药物如曲格列酮（troglitazone）为一种口服降糖药，开放性研究证明其对慢性斑块状银屑病有效。

（四）光动力疗法

卟啉类药可引起光敏，并持续 6 周以上，外用 δ－氨基乙酰丙酸后可转化为原卟啉Ⅸ，并优先进入分化迅速的细胞，如银屑病的表皮角质形成细胞，此药已试用于小片斑块状银屑病的治疗。近又证明一种新型激光，可产生波长 308nm 的 UVB，用治小片银屑病，疗效类似光动力疗法。

（五）心理学干预

近期神经心理免疫学研究证明心理压力对机体免疫力影响甚巨，有 60% 以上银屑病患者认为心理压力促其发病，而通过认知行为、心理放松和生物反馈等方法可改善病情，因此心理干预也是治疗银屑病的一种有效方法。

（六）中西医结合

通过中西医结合治疗银屑病不仅可改善病情，还可延长其缓解期，普遍认为这是一种绿色疗法，尤其是近几年我国研究的一些植物药或其单体，在治疗银屑病中发挥了一定作用，如白芷、独活、青黛、甘草及其有效单体如补骨脂素、甘草酸和靛玉红、异靛甲等已在临床上广为应用，如能与上述新近研发的 5 种疗法相互结合，或创造更多有效药物，相信会起到更上一层楼的作用。另外，如能在基因治疗和药物遗传治疗学方面中西医结合，即有望达到治病求本的境地。

三、中药治疗寒冷性多形红斑的疗效观察

1980～1981 年我们用活血化瘀方药治疗了 60 例寒冷性多形红斑，并与赛庚啶治疗者相比较，初步发现活血化瘀方药比赛庚啶具有更好的疗效。现将结果报道如下。

（一）病例选择

所选 60 例均符合以下标准。

（1）寒冷季节发病，皮损呈多形红斑性损害，但无环形损害及口腔黏膜损害，皮损分布部位广泛且对称。

（2）发疹前无食欲不振、乏力等前驱症状，发疹时无发热、关节不适等。

（3）考虑到本病有自愈倾向，故所选择病例已排除 2 周内有自愈倾向者。

（4）除个别为其他治疗无效者外，多数为未曾作过任何治疗者。

（二）一般资料

本组 60 例，发病均在寒冷季节，以冬季多见，男性 24 例，女性 36 例。年龄最小者 6 岁，最大者 50 岁，其中 30 岁以下者 52 例。病程 2 年以上者 41 例。

（三）临床表现

临床主要表现为皮疹分布广泛、对称，以裸露部及伸侧部多于非裸露部及屈侧部，如臀、膝关节、大腿等处也可发生。皮疹形态颇似多形渗出性红斑，有风团、丘疹、红斑、水疱、紫癜等病损，但无环形及典型的"虹彩状"损害，未见有口腔黏膜损害。皮疹呈水肿性红斑或扁平丘疹，一般较密集，芝麻至蚕豆大小，圆形或不规则形，淡红或暗红，周围稍有浸润，并略高出于皮面；有时则为圆形斑疹，周围淡红、中央暗红而略凹陷；也有呈针头至绿豆大小的轻度浆液渗出性丘疹。个别患者有一定自愈倾向，但多数若不治疗常缠绵不愈，直至气候转暖方渐消退。痊愈后少数患者之皮疹处可留有色素斑。除皮损表现外，绝大多数（94%）患者出现不同程度的瘙痒，尤当环境温度升高后更为显著。其他全身症状轻微。

（四）治疗方法

60 例随机分为中药治疗组（40 例）和赛庚啶对照组（20 例）。中药组内服"821"丸剂。处方：全当归、川芎、红花、赤芍、桃仁、丹参、桂枝、制乳香、制没药、生黄芪各等份，共研细末，水泛为丸。每次服 10g，一日 3 次，2 周为一疗程。对照组内服赛庚啶片，每次 2mg，一日 3 次，2 周为一疗程。治疗期间除分别单独服用中药或赛庚啶外，不并用其他内服药或外用药。

（五）治疗效果

疗效标准制定如下。

（1）痊愈：服药 2 周，痒痛消失，皮损消退。

（2）显效：服药 2 周，痒痛消失或明显减轻，皮损大部分消退或干涸。

（3）有效：服药 2 周，痒痛减轻，皮损部分干涸、变淡，或有效后又复发者。

（4）无效：服药 1 周，自觉症状及皮损无变化。

按以上标准判定，中药组 40 例，痊愈 21 例，显效 8 例，有效 10 例，无效 1 例，痊愈率 52.5%，总有效率 97.5%。对照组 20 例，痊愈 1 例，显效 7

例，有效 10 例，无效 2 例，痊愈率 5.0%，总有效率 90.0%。中药治疗组的疗效明显高于赛庚啶组（$X^2 = 13.40$，$P < 0.01$）。治疗期间中药组 8 例（20%）服药后有轻度胃部不适、头晕、呕吐，均能坚持服药。赛庚啶组有 6 例（30%）出现嗜睡、头痛、头晕、恶心等，均能坚持服药。

（六）讨论

寒冷性多形红斑的临床定义目前尚未统一，有人认为应归入"多形渗出性红斑"，有人认为仅系冻疮的一个类型。近年来国内有人认为"寒冷性多形红斑"是一个独立疾病。目前对本病的发病机制仍不清楚，一般认为与遗传、寒冷、自主神经功能紊乱、过敏反应、循环障碍等有关。我们在病理检查中发现皮损处真皮上部毛细血管扩张充血，内皮细胞肿胀，管腔变窄。甲皱毛细血管检查发现血流缓慢，多数患者出现颗粒状流态，毛细血管明显不规则弯曲畸形、血管扩张，约 1/5 的病例可见出血点。这都说明本病患者有"微循环障碍"存在。结合临床皮损好发于肢端及呈水肿性丘疹等多形性改变，因此我们初步认为本病的发病机制可能为，在寒冷的刺激下，局部皮肤血管首先出现收缩反应，由于持续受冷致使局部缺血、缺氧而发生血管扩张，引起局部循环出现血液淤滞，血管通透性升高，血浆及红细胞渗出，从而出现一系列临床表现。

寒冷性多形红斑好发于寒冷季节，表现有瘀斑、紫癜、脉沉涩等症状，属于中医"血瘀证"范畴，病机为寒凝血滞。"寒独留则血凝结""血之凝结为瘀，必先由于气"，故治以行气活血，扶正固本，祛瘀散寒止痛。中药"821"丸剂中桂枝解表散寒，温经通脉；当归补血活血，黄芪补气升阳，二者配用补气补血；川芎、丹参、红花、桃仁活血祛瘀；赤芍活血消肿；乳香、没药活血化瘀止痛。另外，红花、桃仁、当归等可降低毛细血管通透性，赤芍、丹参、当归可抑制血小板聚集。赛庚啶是一种具有较强抗组胺、抗胆碱和抗 5 - 羟色胺作用的药物，治疗寒冷性多形红斑有一定效果，为门诊治疗所常用。

临床观察证明"821"丸剂疗效优于赛庚啶，甲皱毛细血管检查亦证实，中药治疗后视野清晰度好转，扩张的血管也见减轻，血流速度加快，出血也见好转，说明对微循环障碍具有较明显的改善作用。我们认为其可能是通过增加毛细血管张力，降低血管壁通透性，减少渗出，促进吸收，增加血流量等作用，从而解除微循环障碍，改善微循环功能。

当代中医皮肤科临床家丛书（第三辑）

吴绍熙

四、丹参酮治疗痤疮及对皮脂和丙酸杆菌数的影响

丹参酮是中药丹参根的乙醚提取物，已证明具有下列药理作用：①对革兰阳性菌有抑制作用，尤其对抗生素耐药的菌株有较好的抑制作用。②动物实验证明具有抗雄激素和温和的雌激素样作用。国内已有人用丹参酮治疗痤疮，疗效好且长期服用无不良反应。但到目前为止，丹参酮双盲对照治疗痤疮的疗效观察未见报道，并且丹参酮对痤疮患者皮脂溢出率（SER）及痤疮丙酸杆菌计数（PAC）的影响仅处于推测阶段。为此，我们观察了丹参酮双盲对照治疗痤疮疗效及治疗时痤疮患者 SER 和 PAC 的影响情况。

（一）材料和方法

1. 病例

选 38 例男性炎症性寻常痤疮患者，年龄 16～24 岁，平均 20.1 岁。平均病程 3 年，最长病程 6 年，最短病程半年。所有患者 1 个月内未使用可能影响痤疮疗效的内服药，半月内未使用治疗痤疮的外用药。

2. 治疗

按双盲设计要求进行。药物按 2 组各 19 例编号。治疗药（丹参酮糖衣片）与安慰剂（淀粉糖衣片）之颜色、外观均一致。患者按就诊编号服用上述糖衣片，每日 3 次，每次 4 片（丹参酮剂量为每日 3g），总疗程 6 周。上述药物均由中国医学科学院药物研究所提供。

3. 临床观察和记录

患者首次就诊和治疗每隔 1 周观察下述指标。

（1）痤疮病情分级：采用里兹痤疮病情分级方法。

（2）分类皮疹计数：每次就诊分别计面部黑头、白头粉刺，丘疹，脓疱，结节及囊肿。

（3）可能出现的不良反应。

（4）疗效判定标准：①优：炎症皮损总数消退超过 90%，非炎症皮损总数消退超过 40%。②良：炎症皮损总数消退超过 75%，非炎症皮损总数消退超过 20%。③中：炎症皮损总数消退超过 50%，非炎症皮损总数消退超过 10%。④差：炎症皮损总数消退低于 50%，非炎症皮损总数消退少于 10%，

4. SER 和 PAC 测定

治疗前和治疗 4 周后作患者前额 SER 和 PAC 测定。

（1）SER 测定：采用皮脂重量直接测定法略作改良。

主要材料：宽 2.9cm 25g 特号卷烟纸（吸脂纸）和 Mettle HK－60 型，感量范围 0.01mg～3g 之精密分析天平。

主要步骤：将选择好的卷烟纸 2.9cm×5cm 8 层置小塑料袋中预称重 W_1。预处理前额部皮肤后，取已称重卷烟吸纸于前额，盖 4 层干纱布并以弹力松紧带绕前额一周缚紧，测试 120 分钟。要求被测者静坐并无显性出汗，测定室温 15℃～18℃间，相对湿度 30%～40%。测定后将卷烟纸重新装入塑料袋中，置称量室 8～12 小时平衡湿度并称重 W_2，每次均设 10 个对照。

SER 按下式计算：

$$SER = \frac{W_2 - W_1 \pm 对照组变化均值}{14.5\ cm^2 \times 120min} \left[\mu g/ \left(cm \cdot min \right) \right]$$

（2）PAC 测定：采用 Williammon 和 Kligman 皮肤擦洗取菌法。按每 1000ml Marshall 和 Kelsey 琼脂加入 6mg 呋喃唑酮制成选择培养基。将内径为 2.5cm、深 2cm 之不锈钢圈紧压在预处理过的前额正中皮肤上，向圈内倒入 1ml 无菌清洗液（pH7.9，含 Triton X-100 0.1% 0.075M 之磷酸盐缓冲液），小玻棒轻插圈内皮肤 1 分钟。吸出洗液并重复上述操作 1 次，将两次清洗液充分混合，并以半张清洗液进行连续 10 倍稀释，取不同稀释度洗液 0.1ml 于选择培养基平板上，涂匀。置平皿于放好除氧剂之塑料袋中，电熨斗封固。37℃厌氧培养 7 天，根据平皿中最多可数菌落得出每平方厘米痤疮丙酸杆菌活菌数。痤疮丙酸杆菌鉴定依据针尖大淡黄色菌落，革兰染色形态及触酶和吲哚试验阳性确定。

（二）结果

1. 临床疗效

6 周治疗结束后，丹参酮疗效：优 2 例、良 9 例、中 5 例、差 3 例，总有效率 84%。安慰剂组：良 1 例、中 2 例、差 16 例，总有效率仅 16%。经 X^2 检验，统计学上有极显著性差异（$P < 0.001$）。

2. 痤疮病情分级和分类皮损计数变化

丹参酮治疗后痤疮病情分级、炎症性及非炎症性皮损总数均明显降低，而安慰剂组无明显变化。分类皮损计数（见表 7-5）还显示丹参酮对脓疱疗效最佳（第 1 周减少脓疱 40%，6 周后减少 86%），丘疹和结节疗效次之（第 6 周诚少 67%），对粉刺和囊肿的疗效较差。

表 7 – 5　治疗对痤疮分级和分类皮损计数的影响

组别	痤疮分级①		炎性皮损数②		非炎性皮损数②	
	0 周	6 周	0 周	6 周	0 周	6 周
丹参酮组	4.05	1.67*	41	14*	24	23*
安慰剂组	3.63	3.86**	23	24**	27	27**

注：*：$P < 0.01$；**：$P > 0.05$。

①两组比较的配对秩和检验。

②配对 t 检验。

3. 副作用

丹参酮治疗组有 7 例诉曾出现面部干燥但均可耐受，推测和皮脂减少有关。

4. SER 和 PAC

从表 7 – 6 可知，丹参酮治疗后 SER 平均降低 40%，PAC 亦由治疗前的 70795 个/cm² （几何均数） 降至治疗后的 16395 个/cm²。安慰剂组 SER 升高组 PAC 前后变化无统计学意义。两组患者 PAC 和 SER 变化均无相关关系。

表 7 – 6　治疗对 SER 和 PAC 的影响

组别	SER		PAC	
	0 周	4 周	0 周	4 周
丹参酮组	1.74	1.04*	4.85	4.22*
安慰剂组	1.23	1.43**	4.92	4.80***

注：*：$P < 0.01$；**：$P < 0.05$；***：$P > 0.05$。

配对 t 检验。

（三）讨论

1. 临床疗效

本文证实丹参酮治疗痤疮安全有效，尤其对痤疮炎症性皮损疗效较佳，是一种值得推荐的痤疮治疗药物。丹参酮治疗痤疮总有效率达 84%，略低于王定邦所报告的结果。分类皮损计数显示丹参酮对脓疱、丘疹、结节等炎症性皮损疗效较好，对粉刺和囊肿疗效差，建议主要将其应用于炎症性寻常痤疮。与常用的四环素相比，丹参酮同样具有见效快、但疗效更好的优点。鉴于 6 周治疗结束后，仍有部分患者疗效不完全，因而建议丹参酮的治疗以不低于 6 周为好。

2. 作用机制

Downing 认为，皮脂产生增加是痤疮发病的始动因素，皮脂分泌率降低常发生在痤疮好转过程中。Holland 认为痤疮的炎症是痤疮丙酸杆菌的代谢活动与机体免疫反应性相互作用的结果。我们用丹参酮治疗后 SER 降低 40%，PAC 亦显著降低，两者的降低并无相关性。而 SER 即皮脂的产生主要由雄激素控制，结合丹参酮体外实验中的抗菌和抗雄激素作用，我们认为丹参酮治疗痤疮的机制可能主要通过抗雄激素作用来控制皮脂腺活性，减少皮脂的产生，以及痤疮丙酸杆菌抑制作用，最终减低和该菌的代谢活动相关的痤疮炎症。[中华皮肤科杂志，1992，25（1）：3-5]

五、某些皮肤病患者血液流变学的观察

1982 年，我们对某些皮肤病患者作了血液流变学的检查，现将结果初步总结如下。

（一）对象和方法

1. 对象

本组共 136 例皮肤病患者，男 82 例，女 54 例。健康对照组 31 人（男 13 人，女 18 人）。136 例中寒冷性多形红斑 26 例；秃发 53 例，其中全秃或近全秃 20 例，斑秃 33 例；银屑病 29 例；系统性硬化症 10 例；盘状红斑狼疮 10 例，其他（包括系统性红斑狼疮、血管炎等）8 例。除结缔组织病外，均无心血管系统合并症，患者均在发病期内作检查。

2. 测定项目与方法

（1）血液流变学：全血比黏度（与水之比）；血浆比黏度（与水之比）；红细胞压积与沉降率（Wintrobe 法）以及红细胞电泳时间（单位距离内在直流电场上所移动的时间）。用毛细血管黏度计及细胞电泳仪测定（均作过标准化）。

（2）体液免疫：98 例还同时测定了血清免疫球蛋白（IgG、IgA、IgM）、补体 C3（琼脂单向扩散法）及循环免疫复合物（PEG 沉淀、光密度测定以及抗补体法）。

（3）其他：95 例还测定了血浆纤维蛋白原含量（双缩脲法），57 例血浆黏度增高者同时作血胆固醇、甘油三酯测定及脂蛋白电泳等。

（二）结果

1. 血液流变学

各组均有不同程度的异常，如多形红斑组、秃发组、系统性硬化症组均

当代中医皮肤科临床家丛书（第三辑）　吴绍熙

有全血黏度（高切变速下）及血浆黏度的增加和红细胞电泳时间的延长；银屑病组及部分秃发组除以上各项均异常外，还出现低切变速下的全血黏度增加；部分多形红斑、秃发、红斑狼疮及系统性硬化症等还同时有红细胞电泳时间的延缓。以上各项异常与正常组相比均具有显著的差异（如表7-7至表7-10）。

表7-7　121例皮肤病患者全血黏度的结果

组别		病例数（例）	高切变数下全血黏度（$X \pm SD$）	低切变数下全血黏度（$X \pm SD$）
寒冷性多形红斑	男	15	5.37 ± 0.86**	17.78 ± 2.14
	女	11	4.16 ± 0.75**	6.22 ± 1.11
	共计	26	4.76 ± 0.94**	7.10 ± 1.91
秃发	男	40	4.98 ± 1.18**	7.60 ± 2.86
	女	12	4.05 ± 0.38**	6.22 ± 1.81
	共计	52	4.71 ± 1.12**	7.28 ± 2.11
银屑病	男	16	5.05 ± 1.15**	8.92 ± 2.41
	女	13	4.64 ± 0.89**	6.53 ± 1.75
	共计	29	4.81 ± 0.38	7.93 ± 2.44
系统性硬化症		6	5.05 ± 0.60**	6.91 ± 1.61
其他		8	4.64 ± 0.89**	6.65 ± 2.00
正常	男	18	4.23 ± 0.42	6.80 ± 0.59
	女	13	3.83 ± 0.11	5.80 ± 1.16
	共计	31	4.06 ± 0.53	6.38 ± 0.63

表7-8　134例皮肤病患者血浆黏度

组别		病例数（例）	血浆黏度（$X \pm SD$）
寒冷性多形红斑	男	15	1.93 ± 0.37**
	女	11	1.89 ± 0.42**
	共计	26	1.91 ± 0.39**
秃发	男	40	1.77 ± 0.51
	女	12	1.92 ± 0.21
	共计	52	1.81 ± 0.22**
银屑病	男	16	1.77 ± 0.36
	女	13	1.73 ± 0.43
	共计	29	1.75 ± 0.34

组别	病例数（例）	血浆黏度（$X \pm SD$）
盘状红斑狼疮	10	1.92 ± 0.20
系统性硬化症	10	1.82 ± 0.21
其他	7	1.97 ± 0.37

组别		病例数（例）	血浆黏度（$X \pm SD$）
正常	男	18	1.57 ± 0.15
	女	13	1.57 ± 0.11
	共计	31	1.57 ± 0.13

表 7 - 9　135 例皮肤病患者红细胞电泳率

组别		病例数（例）	血浆黏度（$X \pm SD$）
寒冷性多形红斑	男	14	28.90 ± 2.79
	女	11	27.19 ± 2.35
	共计	25	28.15 ± 2.19
秃发	男	41	25.90 ± 2.00
	女	12	27.02 ± 2.97
	共计	53	26.15 ± 5.19
银屑病	男	17	27.47 ± 3.23
	女	12	26.75 ± 1.69
	共计	29	
盘状红斑狼疮		10	25.00 ± 2.20
系统性硬化症		10	28.12 ± 5.18
其他		8	30.20 ± 4.24
正常	男	17	24.45 ± 1.38
	女	13	23.15 ± 1.02
	共计	30	23.90 ± 1.93

表 7 - 10　128 例皮肤病患者红细胞压积与沉降率

组别		病例数（例）	红细胞压积（$X \pm SD$）	红细胞沉降率（$X \pm SD$）
寒冷性多形红斑	男	15	46.60 ± 5.14	13.70 ± 6.33
	女	11	40.59 ± 2.80	21.90 ± 7.38
	共计	26	44.05 ± 5.20	17.17 ± 7.73

当代中医皮肤科临床家丛书（第三辑）　吴绍熙

组别	病例数（例）		红细胞压积（$X \pm SD$）	红细胞沉降率（$X \pm SD$）
秃发	男	41	46.82 ± 4.07	10.90 ± 7.29
	女	12	40.59 ± 2.80	16.20 ± 6.85
	共计	53	45.87 ± 4.59	12.20 ± 7.46
银屑病	男	16	48.59 ± 4.30	8.90 ± 9.10
	女	13	40.96 ± 9.58	13.3 ± 10.33
	共计	29	45.17 ± 5.61	10.90 ± 9.56
盘状红斑狼疮		10	41.10 ± 2.22	21.30 ± 9.52
系统性硬化症		10	41.77 ± 4.90	22.50 ± 16.80
正常	男	18	45.23 ± 2.03	4.90 ± 3.36
	女	13	39.93 ± 3.82	13.62 ± 8.77
	共计	31	42.66 ± 4.27	8.63 ± 5.2

2. 体液免疫功能

共 102 例，其中 39 例（38.24%）循环免疫复合物阳性；18 例（17.65%）IgG 高于正常；59 例（57.84%）IgM 明显高于正常（见表 7 - 11）。

表 7 - 11　102 例皮肤病患者体液免疫功能测定

组别	病例数（例）	免疫复合物阳性		IgG 增高		IgM 增高	
		病例数（例）	百分比（%）	病例数（例）	百分比（%）	病例数（例）	百分比（%）
寒冷性多形红斑	23	13	56.52	3（20）	15.00	15（21）	71.43
秃发	44	12	27.27	6（43）	13.95	25（43）	58.14
银屑病	22	11	50.00	2（23）	8.70	13（23）	56.52
系统硬化症	7	2	28.57	4（6）	66.60	3（6）	50.00
盘状红斑狼疮	6	1	16.67	3	50.00	3	50.00
合计	102	39	38.24	18	17.60	59	57.84

患者中，有血黏度增高同时合并有免疫复合物及 IgG、IgM 增高的例数远较血浆黏度正常者为高，说明血浆黏度与 IgG、IgM 和免疫复合物间具有一定相关（表 7 - 12）。

表 7 - 12 患者中血浆黏度与免疫复合物、IgG、IgM 间关系

血浆黏度	组别	免疫复合物		IgG 增高（例）	IgM 增高（例）
		阳性（例）	阴性（例）		
64 例增高者	寒冷性多形红斑	16	5	3	13
	秃发	9	14	5	19
	银屑病	10	1	1	11
	系统性硬化症	2	3	0	3
	盘状红斑狼疮	3	1	5	2
	合计	40	24	14	48
39 例正常者	寒冷性多形红斑	3	2	0	2
	秃发	3	19	1	6
	银屑病	3	9	1	2
	合计	9	30	2	10
	P 值	<0.01	<0.01	<0.01	<0.01

3. 其他

95 例血浆纤维蛋白原定量及血脂检查均正常，统计从略。

（三）讨论

136 例皮肤病患者可见有全血、血浆黏度及红细胞电泳时间的不同程度异常。本组患者红细胞容积属正常范围，可以除外因红细胞数量变化所致的全血黏度增高，而从红细胞的变形和聚集性来分析，在高切变速度的情况下，红细胞变形力发生改变时可以影响全血黏度，而低切变速度下，聚集力改变时也可影响其全血黏度。本组银屑病和秃发患者全血黏度在高切速率和低切速率下均明显增高，这提示其红细胞的变形能力和聚集能力均存在着异常，这是患者出现全血黏度增高的原因之一。

血浆中的高分子物质增加也是造成患者血黏度增加的原因。本组患者的纤维蛋白原含量虽正常，但免疫球蛋白增高及免疫复合物阳性者较多，后者在循环内呈网状结构，影响血内有形成分的自由流动。而呈特殊哑铃状结构的球蛋白，尤其是分子量大的 IgM，更具有促使红细胞聚集的特性，一旦大量增多，将严重影响血黏度，表 7 - 12 示血浆高黏度组中含有的免疫复合物及 IgG、IgM 较血浆黏度正常者明显为多正符合此理。

据 Siegel 等的研究，人体红细胞实系另一类免疫系统，它具有巨噬细胞样的功能，可吞噬免疫复合物等异物。此种吞噬作用系藉其表面所带的 Fc 受体

对异物 Fc 片段的识别与吸附作用，任何具有 Fc 的异物均可被其识别、吸附而吞噬之。免疫复合物中的免疫球蛋白即按此机制被吸附，IgG 及 IgM 等亦然。吸附后可改变红细胞的膜抗原，而任何细胞膜所携的电荷性质、数量直接反映着膜的抗原性质，如抗原性发生了改变，电荷也随之发生变化，本组患者的红细胞电泳时间延缓、即提示了其膜电荷的改变（减少），可能即与其膜上吸附着各类免疫球蛋白及免疫复合物有关。此外，某些 IgM 抗体对红细胞的吸附力随温度而变，有时在冷环境下反而增强（冷抗体）。寒冷性多形红斑、银屑病等多在冬季发病，是否也与此有关，值得今后探讨。不管怎样，患者的红细胞电泳时间延缓，表面电荷减少也是造成红细胞聚集活性增强，从而引起全血黏度增高的另一原因。

由于血液的流动性质决定着循环内的血流量、流速与流态，因此当血黏度增高时，必然会导致流速的降低及流量的减少，尤其表现于组织微循环的灌注中。我们已证实了寒冷性多形红斑急性期的末梢毛细血管存在着"瘀滞"，此点除局部血管床固有改变的影响外，其血黏度增高也是重要原因之一，此即"活血化瘀"对上述皮肤病得以奏效的作用机制所在。其他如秃发亦然，很可能与其局部组织微循环存在"瘀滞"有关，致头皮局部血流不足、毛囊供氧及养分缺乏，正常功能难以维持。不同疾病的血液流变异常程度各异，因而其发病机制必然更为复杂。我们曾对 45 例寒冷性多形红斑研究发现其与某些病毒抗原如 HBsAg 存在有一定关系。此外，秃发与银屑病患者存在有免疫功能紊乱及自身免疫现象等也屡有报道（如病变处出现补体 C3、免疫球蛋白等沉着），值得今后进一步研究。

六、寻常型银屑病患者红细胞变形能力和膜 ATP 酶活性改变

（一）病例与方法

1. 研究对象

随机选择门诊就诊的寻常型银屑病患者 30 例，其中男性 15 例，女性 15 例；年龄 22～55 岁，平均 36 岁。病程 2 个月至 31 年不等。患者经临床排除主要脏器疾患，并停用一切外用、内服药物两周以上。另选健康对照者 22 例，男 10 例，女 12 例；年龄 22～55 岁，平均 32 岁。女性患者与对照者均未服用避孕药且不在月经期。诊断主要根据临床典型皮疹。

2. 观察指标及方法

（1）红细胞变形能力测定：采用膜滤过法。滤膜孔径 5μm。红细胞变形

主要测定步骤：取乙二胺四乙酸抗凝的静脉血 3ml，经离心除去血浆后用缓冲液反复洗涤 3 次，将洗净的红细胞用含有白蛋白的营养液配成红细胞比容为 2%～5% 的浓度。取配好的红细胞悬液注入仪器进样孔，测定其单位体积的滤过时间，并以相同体积的生理盐水滤过时间作对照。每份标本取 3 次结果的平均值。整个操作在 2 小时内完成。变形能力以滤过指数（IF）表示，数值越大，表示变形能力越差。

计算公式：

$$IF = (T_R - T_S) + (T_S \times H)$$

T_R 为红细胞悬液滤过时间，T_S 为生理盐水滤过时间；H 为红细胞悬液的红细胞比容百分数。

（2）红细胞 ATP 酶活性的测定

红细胞膜的分离与制备：参照董伟的方法。

膜 ATP 酶活性的测定：主要参考董伟、沈淮堂、薛政爵、徐友涵的方法并作适当改良。主要步骤：将待测基质分为 A、B、C，3 个组，每组重复 3 管。A、C 组：1.6ml 的 50mM Tris-HCl 缓冲液（pH7.4）中，含有 NaCl 130mM/L，KCl 20mM/L，$MgCl_2$ 2mM/L，ATP 1mM/L；B 组：1.6ml 的 50mM Tris-HCl 缓冲液中含有 $MgCl_2$ 2mM/L，ATP 1mM/L，毒毛花苷 1mM/L（能特异性抑制膜 Na^+,K^+-ATP 酶活性）。然后向 A、B 两组各加适当浓度的红细胞膜蛋白液 0.4ml，而向 C 组加 0.4ml 的 50mM Tris-HCl 缓冲液代替膜蛋白液作为对照。在 37℃ 水浴 60 分钟后，再加 40% 三氯醋酸 0.14ml 以终止反应并沉淀蛋白。将各管在 300G 离心 10 分钟后小心吸出上清液测其无机磷含量。同时测定膜蛋白液的蛋白含量，换算成比活性单位。1U＝微克分子磷/（毫克蛋白·小时）。A 组代表 Na^+,K^+,Mg^{2+}-ATP 酶活性，B 组代表 Mg^{2+}-ATP 酶活性，C 组为对照管。A 组、B 组即为 Na^+,K^+-ATP 酶活性。

无机磷测定光谱波长 630nm，膜蛋白测定光谱波长 490nm。两种物质均用 96 孔培养板，国产 DG－Ⅱ型酶联免疫检测仪测定，重复性好。

（二）结果

23 例患者 IF 值明显高于 20 例健康对照者（$P < 0.001$）。病程一年以上患者组膜 Na^+,K^+-ATP 酶活性高于对照组（$P < 0.05$）及高于病程不到一年的患者组（$P < 0.05$）Mg^{2+}-ATP 酶活性病程一年以下组较对照组降低。结果见

当代中医皮肤科临床家丛书（第三辑） 吴绍熙

表 7 – 13。根据散点图，红细胞变形能力与膜 ATP 酶活性之间变化无简单线性相关。两者与病程之间也无简单线性相关。

表 7 – 13　各组红细胞滤过指数、ATP 酶活性测定结果 ($X + SD$)

组别		例数	IF	Mg^{2+}-ATP 酶	Na^+, K^+-ATP 酶
对照组		20	0.320 ± 0.023	1.813 ± 0.138	0.421 ± 0.029
银屑病组		23	0.508 ± 0.037*	1.426 ± 0.189	0.621 ± 0.096
	病程 1 年以上	17	0.512 ± 0.047**	1.568 ± 0.238	0.704 ± 0.123△
	病程 1 年以下	6	0.498 ± 0.041**	1.024 ± 0.209	0.384 ± 0.070△

注：与对照组相比，t 检验。*：$P < 0.001$，**$P < 0.005$，△< 0.05。

（三）讨论

正常人红细胞依靠它奇特的变形能力而自由通过比其直径小得多的微血管。在大中血管中，其变形能力又可以减少作为固体粒子的红细胞对血流的阻力，使血流加快。红细胞变形能力还与微循环中毛细血管逆转半径的变化有重要关系。银屑病患者滤过指数显著高于正常人，说明其红细胞变形能力受到了损伤，这势必影响血液表现黏度，造成高切变力下全血黏度增高，并且也将增大发生逆转现象的毛细血管临界半径，引起微循环障碍。近年来认为血液流变学及微循环与中医的血瘀证有本质的联系，而银屑病患者确有瘀血指证。我们设想通过改善红细胞变形能力将会有助于提高活血化瘀治则的效果。

银屑病患者红细胞变形能力受到损伤的确切原因仍有待研究。我们的资料显示患者红细胞膜 Na^+, K^+-ATP 酶活性增高而 Mg^{2+}-ATP 酶活性下降。Whittam 报告正常情况下由钠钾泵消耗的 ATP 约占细胞耗能的 35% ~ 50%。钠钾泵活性增高必然增加细胞内 ATP 的消耗。当细胞内 ATP 水平下降时，细胞内游离 Ca^{2+} 就会增多，从而影响膜的流动性，使变形能力降低。Mg^{2+}-ATP 酶活性代表了 Ca^{2+}, Mg^{2+}-ATP 酶活性，其活性降低会影响 Ca^{2+} 的转运而积聚于细胞内，也可造成变形能力降低。但是我们的资料并未显示酶活性变化与红细胞变形能力之间有简单线性相关，因此我们认为可能有复杂的影响因素。

已发现银屑病表皮细胞有多种膜结合酶异常，Mahrle 等在 20 世纪 70 年代末期提出本病可能是表皮浆膜系统的控制机制失调所致的新设想。我们的资料显示本病患者红细胞的力学形状及膜结合酶 – ATP 酶均出现了异常，这进一步提示本病的膜异常并非局限于表皮细胞膜，也涉及其他组织细胞的质膜。我们的资料还显示本病患者红细胞膜 ATP 酶活性变化与病程长短有关，但并非线性相关。出现这一现象的原因尚需进一步研究。［中华皮肤科杂志，1990，23（1）］

七、中药抗真菌医学研究

吴老是最早开始在真菌医学方面进行研究的专家之一，20 世纪六七十年代就深入开展了多种中药提取物的抗真菌作用试验研究，并牵头撰写学术论文《黄连等五种中药抗真菌作用的进一步观察》，现将该文章收录如下。

在伟大领袖毛主席"中国医药学是一个伟大的宝库，应当努力发掘，加以提高"光辉指示的指引下，我们曾先后用三百余种中草药的水浸液、乙醇提取液及乙醚提取液对一些致病性真菌进行抗真菌作用的初筛。在此基础上，又重点对初筛有效的黄连、木香、青木香、桂皮及肉桂这 5 味中药进一步探讨其抗真菌的有效成分，现将初步结果，扼要汇报如下。

（一）黄连提取物的抗真菌作用

1. 黄连提取物的制备

（1）10% 黄连煎剂，即将市售黄连碾碎后，加水 100ml，煮沸 30 分钟，取其滤液即得。

（2）市售黄连素溶液：取某药厂生产的黄连素制成 1mg/ml 浓度的水溶液。

（3）自制黄连素溶液：即我们自行将生药黄连提取黄连素后，制成 1mg/ml 浓度的水溶液。

（4）水杨酸黄连素溶液：即将上述自制黄连素再加上一个水杨酸基团制成水杨酸黄连素，再配制成 1mg/ml 浓度的水溶液。

2. 试验菌株

羊毛状小孢子菌、红色毛癣菌、许兰毛癣菌均取自我所保存的标准菌株。

3. 试验方法

（1）纸片法：即将上述菌株种于沙氏葡萄糖琼脂培养基斜面上生长成熟后，用无菌法取下。

菌落加无菌生理盐水制成菌悬液，用消毒棉棍蘸上述菌悬液均匀涂布于沙氏葡萄糖琼脂培养基平皿上，再用直径 6mm 的消毒圆形滤纸片，蘸上述黄连提取物药液后，贴于上述涂菌平皿上，平皿上真菌生长后，测量滤纸片周

当代中医皮肤科临床家丛书（第三辑） 吴绍熙

围抑菌圈的大小，即自滤纸片边缘到有菌生长处的距离，以分规测其距离后，再用角膜尺测量其大小，以毫米计算。

（2）钢圈法：如纸片法，用特制钢圈代替纸片，插于涂有真菌菌液的沙氏葡萄糖琼脂培养基上，如上法测量其抑菌圈大小。

4. 试验结果

如表 7 - 14。

表 7 - 14 黄连提取物抗真菌作用情况

		羊毛状小孢子菌		红色毛癣菌		许兰毛癣菌	
		纸片法	钢圈法	纸片法	钢圈法	纸片法	钢圈法
黄连煎剂	10%	11	13	—	1	—	—
	1%	—	—	—	—	—	—
	0.1%	—	—	—	—	—	—
	0.01%	—	—	—	—	—	—
	0.001%	—	—	—	—	—	—
	0.0001%	—	—	—	—	—	—
市售黄连素	1000μg/ml	7	11	—	—	—	—
	100μg/ml	—	3	—	—	—	—
	10μg/ml	—	—	—	—	—	—
自制黄连素	1000μg/ml	7	11	—	—	—	—
	100μg/ml	—	5	—	—	—	—
	10μg/ml	—	—	—	—	—	—
水杨酸黄连素	1000μg/ml	—	—	—	—	—	—
	100μg/ml	—	—	—	—	—	—
	10μg/ml	—	—	—	—	—	—

（二）木香提取物的抗真菌作用

1. 木香提取物的制备法

（1）方法一

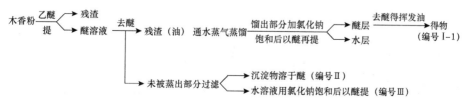

143

（2）方法二

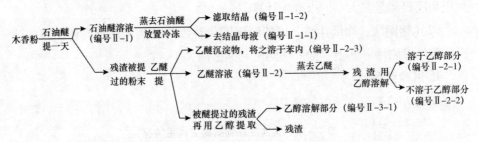

（3）方法三

取水香粉用蒸馏挥发油方法直接蒸取挥发油，得到的油约为 0.5%（编号Ⅲ-1）。

未蒸出的水和粉末混合物过滤所得的滤液（编号Ⅲ-2）。

滤出粉末（编号Ⅲ-3）。

2. 试验菌株

羊毛状小孢子菌、红色毛癣菌、许兰毛癣菌、申克孢子丝菌、白念珠菌、新型隐球菌、青霉菌及两种细菌——铜绿假单胞菌、金黄色葡萄球菌作对照观察。

3. 试验方法

同上，均用纸片法，并先后重复几次。

4. 试验结果

如表 7-15。

表 7-15　木香提取物抗真菌作用情况

	羊毛状小孢子菌	红色毛癣菌	许兰毛癣菌	申克孢子丝菌	白念珠菌	新型隐球菌	青霉菌	铜绿假单胞菌	金黄色葡萄球菌
Ⅱ-1-1	17-20	17.5-20+	17.5-20+	9	0-4	5-6	0.5	0.5	5
1% Ⅱ-1-1	12	11.5-15.5	18	5-5	—	3-4	—	—	—
5% Ⅱ-1-2	18-18.5	18-20+	16-16.5	5	6-2	3-5	—	—	2
Ⅱ-2-1	11	8-19	7-9	3		0-1	—		4
Ⅱ-2-2	4	8	6			—			
Ⅱ-2-3							0.5		

当代中医皮肤科临床家丛书（第三辑）　吴绍熙

	羊毛状小孢子菌	红色毛癣菌	许兰毛癣菌	申克孢子丝菌	白念珠菌	新型隐球菌	青霉菌	铜绿甲单胞菌	金黄色葡萄球菌
Ⅱ-3-1	—	—	—	—	—	1.5-2			
Ⅰ-1	13	20+	20+		1	4			—
Ⅲ-1	18	18.5	26			4			
Ⅲ-2	—	—	—	—					
Ⅲ-3	—	—	—	—					

注：①表中空格为未作此实验（下同）。②表中不同数字为不同实验结果（下同）。

（三）青木香提取物的抗真菌作用

1. 青木香制剂

用青木香碾细制成。

（1）10%青木香乙醇浸液。

（2）10%青木香乙醚浸液。

（3）10%青木香丙酮浸液。

（4）10%青木香石油醚浸液。

（5）10%青木香氯仿浸液。

2. 试验菌株

羊毛状小孢子菌、红色毛癣菌、许兰毛癣菌、白念珠菌、新型隐球菌均取自我所保存标准菌株。

3. 试验方法

同上，均用纸片法。

4. 试验结果

如表7-16。

表7-16　不同青木香浸出液抗真菌作用情况

	羊毛状小孢子菌	红色毛癣菌	许兰毛癣菌	白念珠菌	新型隐球菌
10%青木香乙醇浸液	2	8	5	3	
10%青木香乙醚浸液		10		—	2
10%青木香丙酮浸液		10			
10%青木香石油醚浸液		16		—	
10%青木香氯仿浸液		12		—	

（四）桂皮提取物的抗真菌作用

1. 几种桂皮提取物

（1）10%桂皮丙酮浸液。

（2）10%桂皮氯仿浸液。

（3）10%桂皮乙醇浸液。

（4）10%桂皮乙醚浸液。

2. 试验菌株

均为我所保存的白念珠菌及新型隐球菌标准菌株。

3. 试验方法

同上，均用纸片法。

4. 试验结果

如表 7 – 17。

表 7 – 17　几种桂皮提取物的抗真菌作用情况

	白念珠菌	新型隐球菌
10%桂皮丙酮浸液	—	2
10%桂皮氯仿浸液	—	—
10%桂皮乙醇浸液	2	—
10%桂皮乙醚浸液	—	—

（五）肉桂提取物的抗真菌作用

1. 几种肉桂提取物的制备法

可简要的图示如下。

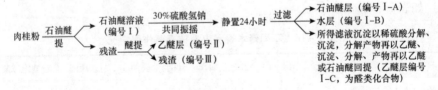

2. 试验菌株

同上羊毛状小孢子菌、红色毛癣菌、许兰毛癣菌、白念珠菌、新型隐球菌，并用铜绿假单胞菌作对照观察。

3. 试验方法

同上均用纸片法。

4. 试验结果

如表 7 – 18。

表 7 – 18　几种肉桂提取物的抗真菌作用情况

	羊毛状小孢子菌	红色毛癣菌	许兰毛癣菌	白念珠菌	新型隐球菌	铜绿假单胞菌
肉桂 I	20 +	20 +	20 +	13 – 24	25	3
肉桂 I -A	—	—	—	—	—	—
肉桂 I -B						
肉桂 I -C					—	—
肉桂 I -C 1mg/ml				8	7.5	5.5
肉桂 I -C 2mg/ml		—		—	2	
肉桂 I -C 3mg/ml		—			1.5	
肉桂 I -C 5mg/ml				2	—	
肉桂 I -C 7mg/ml				2	1	
肉桂 I -C 8mg/ml				—	5.5	
肉桂 I -C 9mg/ml		3		1.5	3	
肉桂 I -C 10mg/ml				—	1	
肉桂 I 碱部				—		
肉桂 I 乙醇部				—	3 – 6	
肉桂 I 水部				—		
肉桂 I 酸部稀释 10 倍				—	3 – 5	
肉桂 I 酸部稀释 20 倍				—		
肉桂酸 1∶10	10	9		3	2	
肉桂酸 1∶100				—	—	
肉桂酸 1∶200				—	—	
肉桂酸 1∶500				—	—	
肉桂酸 1∶800				—	—	
肉桂酸 1∶1000				—	—	
肉桂酸水溶液				—	—	
肉桂油部		30		12	11	
肉桂水洗部				—	—	
肉桂酸醚提部	25			11	29	

注：上述各种溶媒均曾作对照试验，结果都未见抑菌现象。

（六）讨论

10%黄连水煎剂对羊毛状小孢子菌有一定抗真菌作用，低于此浓度即无作用。而从黄连分离出的黄连素则在0.1%及0.01%浓度时即对此菌有一定抗菌作用，提示黄连的抗真菌有效成分可能主要是黄连素，当将黄连素与水杨酸结合后，则其抗真菌作用即消失。

从木香提出的木香挥发油（Ⅲ-1），石油醚提出的原油（Ⅱ-1），木香结晶（Ⅱ-1-2），乙醚提出的挥发油（Ⅰ-1），石油醚、乙醚提后的乙醇溶液（Ⅱ-2-1）以及石油醚、乙醚提后不溶于乙醇部分的沉淀（Ⅱ-2-2）都有不同程度的抗真菌作用。而在石油醚、乙醚提后的残渣用乙醇提得的溶液（Ⅱ-3-1）则未见明显的抗真菌作用，石油醚、乙醚提得的沉淀物溶于苯者则全无抗真菌作用，提示木香的抗真菌有效成分可能主要是其挥发油及结晶部分。

青木香用乙醚、乙醇、丙酮、石油醚、氯仿提取的10%浸出液对羊毛状小孢子菌、红色毛癣菌、许兰毛癣菌、白念珠菌和新型隐球菌等五种真菌的抗真菌作用不一，其中以石油醚的10%浸出液对红色毛癣菌的作用最著。

就手头有限的资料查考得知，对木香及青木香进行抗真菌作用研究的还不多，国外虽有一点研究，但主要是生药方面。国内孙氏、白氏等也曾进行过一些研究，但所用提取的溶媒较单一，且只限于实验室抗真菌部分。我们除了上述实验室抗真菌作用的研究外，还曾初步将木香结晶的乙醇溶液试用作治疗头癣，临床上虽有一定作用，但由于此药刺激性较大，未能作较长期应用。因之，对木香及青木香的抗真菌作用及其有效成分的探讨，特别是如何发挥其抗真菌作用而防止其对机体组织的刺激性，很值得今后深入探讨。

肉桂有较强的抗真菌作用，从肉桂中提出的肉桂油部、肉桂醚提取液、肉桂的石油醚溶液（Ⅰ）、肉桂的醛类化合物（Ⅰ-C）及肉桂Ⅰ酸部等都有明显的抗真菌作用，其中以肉桂油的作用最为显著，其次是肉桂醛及肉桂Ⅰ酸部。

应该指出的是，肉桂的这些提取部分，特别是肉桂醛对一些深部真菌如白念珠菌及新型隐球菌也有一定抗真菌作用，很值得进一步深入探讨。据手头可得资料考知，我国张氏、孙氏等曾发现桂皮的乙醚提取液对白念珠菌有一定抗真菌作用，桂皮和肉桂来自同一种植物，只是随着植物品种的不同以及入药部位的差异而作用稍有不同。我们曾用桂皮的乙醚提取液（10%）、乙

当代中医皮肤科临床家丛书（第三辑）　吴绍熙

醇提取液（10%），丙酮提取液（10%）以及氯仿提取液（10%）测定对白念珠菌及新型隐球菌的抗真菌作用，发现在我们所用的桂皮未见明显抗真菌作用，可能是由于品种不同的关系。

Schultz 等曾对几种合成的肉桂酸进行抗真菌作用的研究，发现对一些真菌有明显的抗菌作用。后来池田发现肉桂醛有抗真菌作用，并证明其有效部分主要是 C：C＝C：O 结构，当使其结构上甲位炭原子囱素化后，即成甲位溴肉桂醛及对位氮甲位溴肉桂醛时，其抗真菌作用即明显增强，如油膏中含有 0.5%～0.1%的甲位溴肉桂醛时，即对须癣毛癣菌有效。但是，其浓度升高到0.5%～1%时，即可刺激皮肤，使之发红、水肿，但是，当加上二乙醇缩乙醛使之乙酰化后，即可加强其抗须癣毛癣菌及白念珠菌的作用，而且还可以使其对皮肤的刺激性和毒性作用明显减轻，我们后来曾对肉桂提取物抗真菌有效成分作进一步探讨，发现肉桂醛对白念珠菌及新型隐球菌均有明显的抗菌作用，问题在于临床应用时，特别是用于皮肤黏膜部位，则有一定刺激性，因之，对肉桂抗真菌的有效成分提取，并如何发挥其抗真菌作用而又不刺激机体组织，很值得今后进一步探讨。

（吴绍熙整理）

八、从自由基学说分析中医药的抗衰老作用

近年来，人们利用现代科学方法分析研究中医中药与延缓衰老之间的关系，其中包括用与衰老有密切关系的自由基学说阐明中医中药的抗衰老作用。

（一）自由基对衰老的影响

1. 自由基对核酸的损害

自由基加成到碱基（胸腺嘧啶的 C6 或 C5 和腺嘌呤的 C8）双键中，破坏碱基，产生遗传突变，使 DNAβ 位置发生链的断裂或碱基缺失。反应产物可使核酸交联，造成 DNA 复制受阻。

2. 自由基对脂类的损害

自由基加成到不饱和脂肪酸（PUFA）分子的不饱和键中，引起脂质过氧化，产生烷自由基，扩散进入核酸或核糖体，直接进入 DNA 或 RNA，由细胞核、细胞质损害的积累，逐渐影响细胞的功能，核 DNA 的损害，可使有错误的蛋白大量积聚。特别是亚细胞器中的 PUFA 升高，更易发生脂质过氧化，而导致严重后果。如线粒体损伤导致生成障碍；微粒体损害使多氧蛋白解聚

脱落，抑制蛋白质合成；损害溶酶体导致细胞"自溶"；脂类过氧化使细胞膜失去原有性能，导致膜的损伤及通透性改变，抗原成分改变，造成更大的危害。

3. 自由基对蛋白质的损害

自由基引起的脂质过氧化物及其分解产物造成蛋白质交联聚合，使蛋白质变性，溶解度下降，结构破坏，因交联聚合，一些酶失去活性。

4. 自由基对酶的损害

自由基及其反应物，如正在过氧化的脂质，可使 DNA 酶失活，其产物丙二醛也可使 RNA 酶发生分子内和分子间的交联或断裂失活，不易酶解，随年龄增加形成脂褐素沉积物。生物膜破坏和脂褐素在细胞中量的积蓄导致细胞死亡。铁、铜等重金属可催化这一反应。过氧化氢基有高度反应性，可引起连锁反应，造成广泛的损伤，使酶系统受到损害。

5. 自由基对糖类的损害

自由基作用于细胞膜寡糖链糖分子的羟基碳，使之氧化成不饱和羟基或二聚体，引起细胞膜的产糖链破坏，造成细胞自溶。

总之，自由基是机体代谢过程不断产生的损害自身的毒性产物，广泛参与机体的生理病理过程。它产生于电离辐射、非酶促反应及酶促反应，尤其是两大获能过程，即光合作用和氧化还原成水的过程。自由基活性氧在正常或异常代谢中均可产生，也可由 O_3、NO、NO_2、药物或某些致癌物质，以及放射线、紫外线等作用产生，自由基的释放均可导致细胞不可恢复的损害。

自由基是可以清除的，一是直接提供电子使自由基还原；二是增强抗氧化酶活性，消除自由基。细胞膜上的自由基可用脂溶性维生素 E 清除，细胞自由基可用水溶性维生素 C、辅酶 Q、半胱氨酸、半胱甘肽等清除。变价金属铁、铜、锰在体内均可形成自由基清除系统，起到防范作用。

（二）中医药的抗自由基作用及对人类尤其是皮肤的应用

根据"肾为先天之本，脾为后天之本"这个传统中医中药防治疾病、健身防老的基本观点，肾气与脾气的盛衰与许多疾病和衰老直接相关，尤其是人到晚年时更为显著。"健脾益肾和调理气血，达到补肾以滋先天，补脾以壮后天，令脾肾强健，气血丰盈，庶可寿永。"实践证明这个观点正确的。陈文为等曾从整体和离体动物实验观察到延年益寿方（清宫寿桃丸）和治疗肿瘤方（补肾益脾冲剂）中的一些主要药物，如枸杞子、益智仁、女贞子、红人参、菟丝子、五味子、党参、白术、补骨脂等，都有不同程度的清除超氧阴离子（O_2^-）、羟基（OH^-）和抑制鼠肝匀浆脂质过氧化物质反应的作用。临床亦确认该方有改善机体老化和增强体质的作用，补肾益脾冲剂对肿瘤患者经化疗或放疗引起的毒副反应有缓解作用，还可延长存活率和改善免疫功能。尽管上述二方治疗对象不同，但都是根据健脾益肾或扶正培本治则拟定的不同类型复方，其疗效机制之一即是通过清除自由基和抑制自由基反应途径。梁晓春等根据近年来我国有关肾虚、衰老与自由基的关系以及补肾对自由基影响的研究进展，做了较客观的综述，对扩展这方面的研究思路起到了推进作用。

根据药食同源，尤其是中医学说中"药补不如食补"的原理，陈文为等曾选择6种有代表性的食物，红枣、生姜、山楂、大蒜、橘皮和三级龙井茶叶，分别比较它们的水提取液的抗氧化能力。实验结果证明，6种食物都有较强的清除 O_2^- 自由基的能力，抑制小鼠（整体和离体）肝脏脂质过氧化物反应，缓解经 O_2^- 诱导透明质酸的聚解作用，抑制鼠肝（整体）腺苷脱氨酶活性等。

我国中医经典著作《黄帝内经》有长期调理对养身益寿非常重要的记载，这些论述符合自由基反应的特点，因为氧分子是维持机体生命活动的必需物质，在氧代谢各环节中，同时也伴有毒性氧物质的产生（O_2^-、OH^- 和 H_2O_2），尤其是在氧代谢旺盛时。自由基的生成与生命活动是同步的，所以为了控制机体内自由基的不良反应，就应在老年早期持久地调理，以强化体内清除自由基，抑制自由基反应，产生抗氧化物质。当损伤反应已发展到形成疾病或抗衰老后期时，此时再服用抗氧化类药物，很难达到预期目的。人参中含有有机锗，对抗衰老有一定的作用，但用时应注意量效关系。药物在有效剂量，即人体能承受的剂量，是有益的；反之，若求补心切，长期无针对性地滥用超剂量补药，会造成适得其反的效果。总之，中医学中不乏抗衰老的内容，其中一部分已可用现代科学的自由基学说阐明，还有一些如影响大分子关联等机制，则限于目前水平还不能很好解释，需进一步研究。［中国中西医结合皮肤性病学杂志，2005，4（1）：52－53］

（张怀亮　高　倩　潘钰蔚）

第八章　年　谱

1929 年，出生于江苏。

1946～1951 年，江苏省立苏州中学高中毕业后考入国立上海医学院医本科 5 年毕业。

1949 年底，参加沪郊血吸虫病防治组，任解放军 20 军南翔分队队员兼秘书，获淞沪警备司令部司令员宋时轮颁发的军功奖。

1950 年，参加上海市第一批抗美援朝志愿手术医疗队，为外科第二大队队员，获中国人民志愿军后勤部卫生部颁发的军功奖。

1951 年，毕业分配至今华山医院，任主院医师。

1954 年，参加上海市第一批赴皖北防汛救灾医疗队，任队长，获上海市人民政府颁发的"安徽防汛救灾"二等奖。

1955～1958 年，上海第一医学院内科学院第一届副博士研究生毕业，师从杨国亮教授。

1958～1959 年，毕业分配到中国医学科学院皮肤病研究所，任主治医师，助理研究员，负责中医室。

1959～1962 年，参加卫生部中医研究院第三批西医系学习中医班，获卫生部部长李德全颁发的"西医学习中医一等奖"。

1962 年至今，于中国医学科学院皮肤病研究所先后任助理研究员、副研究员、主任医师、研究员、麻风分队队长、中西医结合研究室主任、真菌病研究室主任等。发表 390 余篇学术论文，其中 SCI 文章 10 余篇。

1964～1966 年，到江西负责中央、省、市头癣防治工作组农村现场头癣防治研究试点组组长，任北京科教电影制片厂《防治头癣》科教片技术指导等。

1969～1971 年，赴江西参加卫生部五七干校医疗队，任卫生部五七医院二分队队长。

1978 年，建立皮肤科中西医结合研究室并先后招收硕士研究生赵文立、潘卫利，博士研究生周华。参加全国科学大会，"改进防治方法、发动群众消灭头癣的研究"获大会集体奖。

1979 年，中国医学科学院院长黄家驷聘请吴绍熙同志为中国医学科学院学术委员会中西医结合委员会委员。

1986～1998 年，国家科委主任朱利兰委任吴绍熙同志为国家科学技术委员会中国微生物菌种保藏管理委员会委员兼学术组成员、全国医学真菌中心主任。

1988 年，卫生部部长陈敏章聘请吴绍熙同志为第二届全国新药审评委员会委员。

1989～2000 年，国家自然科学基金委主任唐敖庆聘请吴绍熙同志为第二届国家自然科学基金评审委员会委员，先后获国务院、卫生部、江苏省、中国医学科学院、解放军等国家科技进步一、二、三等奖 20 余项。

1992 年，获国务院政府特殊津贴。

2007 年，在中华医学会皮肤性病分会 70 周年大会上受到表彰。

2012 年，获中国皮肤科医师协会杰出贡献奖。

2015 年，先后获江苏省医师终身荣誉奖、中国菌物学会终身成就奖等。

后记

——于无声处

在我以往 66 年工作中，大半是在学习、整理、发扬中医中药及研究中西医结合等工作。1955 年有幸成为杨国亮教授的第一个研究生并选择了《中药土槿皮抗真菌作用的临床和实验研究》这一课题，在不断研究中，发现中医常用来治癣的土槿皮含有多种抗真菌有效成分，其中土槿乙酸在实验中被证实有很强且较广谱的抗真菌作用，在临床上也证实其确有较好的疗效后，即将这些结果总结成英文稿并由杨国亮教授在前苏联第十届全苏联皮肤科年会上报告，其后又在 1962 年《中华医学杂志英文版》上发表，并在德、日、荷等有关刊物上以全文或文摘转刊。

1958 年研究生毕业分配到中国医学科学院皮肤病研究所，胡传揆所长接见时得知我以上这些研究内容就当场决定派我去负责中医室工作，师从赵炳南大夫。同时，为配合全国消灭梅毒（尤其是严重危害人民健康的神经梅毒），在胡传揆所长领导下又先后与北京中医学院秦伯未、赵绍琴、印会河等大夫合作研究用地黄饮子加减联合驱梅治疗脊髓痨，获得一定疗效。1959 年又让我到卫生部中医研究院第三届全国西医学习中医班脱产学习中医两年多，有幸与我国第一个诺贝尔生物、医学奖获得者屠呦呦作同学。

1962 年由于消灭头癣的国家任务需要，领导又派我协助曹松年教授搞真菌，并负责皮研室的干部培养工作。在对多种中药抗真菌的筛选研究中，发现了肉桂、黄连、大戟等也具有一定抗真菌的有效成分。在茵陈煎剂增效灰黄霉素的研究工作遇到易霉变等困难时，及时发现了茵陈的有效利胆成分是对羟基苯乙酮，并随即与有关药厂合作进行了化学合成并制成片剂，终于能在农村现场推广应用而发挥其应有的作用。记得在进行这些研究工作时，正值唐山地震，一些贵重仪器为了防震都放在实验台下保护起来，只能趴在地上进行操作。经反复多次研究，确认其有效且无不良反应后，再到农村现场先后进行了 3 次不同剂量的对比研究，历时 5 年余才总结成文发表，其中有的发表在 1982 年《中华医学杂志英文版》上，并被许多文章引用。

回顾 87 年的人生，前 50 年比较动荡，8 岁即逢抗日战争逃难，后来又是解放战争。1949 年末参加了淞沪解放军日本血吸虫病防治组，其后不久又参加了上海市第一批抗美援朝医疗手术队。1954 年，领导派我参加上海市首批赴皖北防汛救灾医疗队。1955 ~ 1958 年研究生时总算安定了 3 年多。1958 年分配到中国医学科学院皮肤病研究所后，先后负责中医及进行中西医结合临床研究工作。1964 年到江西农村开展头癣防治研究。1969 年再次派到江西卫生部五七干校医疗队工作两年余。1971 年随所迁到江苏泰州后，先后派我进行麻风、头癣防治等研究 9 年余。在泰兴滨江麻村较困难条件下曾先后研究了针刺、雷公藤、反应停（thalidomide）等治疗麻风反应，获得疗效并进行了推广。其后联合同道在江苏推广江西农村开展头癣防治研究试点的经验，取得了在全国范围推广头癣防治的可靠经验。

在 60 余年的工作中，挑战与机遇随时出现，记得 1979 年中国医学科学院党委副书记齐涛同志来泰州调研时曾与我谈话转达黄家驷院长等的意见，希望我担任所里一些行政领导工作，我在"息事宁人"的思想指导下提出"还是让能者上，自己尽量踏踏实实做好本职工作"，婉言谢绝。尽管如此，实际却是"树欲静而风不止"，在其后工作中仍然遇到不少人为困扰，所幸能安之若素，不受干扰，克服困难，任劳任怨地努力完成各项任务，取得一些成果，晚年回顾起来，内心还算比较充实，深感没有白白虚度。

改革开放后已是近知天命之年，生活才比较安定。静思之余，常感念一些师长如杨国亮、胡传揆、曹松年、秦启贤等教授的亲切教导，以身垂范；学习中医时赵炳南、秦伯未、蒲辅周、方药中、杨树千、邹云翔、曹鸣皋、张泽生等老师的谆谆善诱，耐心教导。在负责中医室及中西医结合研究室的工作时，又得到李全城、钱俊副所长以及方大定、王仁林、李定忠、袁兆庄、陈美等大夫和栾学敏、王振艾护士等的帮助。同时也常怀念与李春阳、万俊增、封绍奎、赵文立、潘卫利、周华等硕士、博士以及李婷婷、路永红大夫等在一起教学相长，团结无间的岁月。由于我很长时间在现场工作，当时在北京的小家只好一分为三：年幼小儿送苏州老家请父母喂养；郭宁如大夫孤单一人在北京并负责全家的后勤工作；我则由于工作需要，曾连续几个春节在实验现场不能回家过年。后来稍安定，父母却先后去世，晚年回顾起来常有"子欲养而亲不待"的内疚，但已无法补偿。

在本书的编写过程中，承张怀亮、陈正琴主任发起并大力组编，并得到档案室张爱华主任、图书馆李奇同志以及中西医结合科许昌春、潘钰蔚大夫等的热心帮助，非常感谢。由于编写匆促，缺点不少，尚望国内外同道不吝斧正。

吴绍熙

2016 年 1 月于南京